Ming, Body, and Grades: A Student Handbook for Health Promotion

மிங், உடல், மற்றும் தரங்கள்: மாணவர்களுக்கான சுகாதார மேம்பாட்டு கையேடு

AF101826

Shreya Naidu

Ming, Body, and Grades: A Student Handbook for Health Promotion

Copyright © 2023 by Shreya Naidu

All rights reserved. No part of this book may be reproduced or transmitted in any form or by any means, electronic or mechanical, including photocopying, recording, or by any information storage and retrieval system, without permission in writing from the publisher.

This book is a work of fiction. Names, characters, places, and incidents either are the product of the author's imagination or are used fictitiously. Any resemblance to actual events, locales, persons, living or dead, is entirely coincidental.

The first edition was published in 2023

ISBN:
Published by:
Sunshine
1663 Liberty Drive
Hyderabad, IN 47403
www.Sunshinepublishers.com

This book is self-published using on-demand printing and publishing, which allows it to be printed and distributed globally

TABLE OF CONTENT

Chapter 1: Ming Your Mind: Stress Management and Mental Wellness   12

- Introduction: Defining mental health and its impact on academic performance
- Understanding Stress: Recognizing stressors, identifying stress responses
- Building Resilience: Coping mechanisms, mindfulness techniques, building healthy habits
- Seeking Support: Recognizing signs of mental health struggles, accessing resources
- Case Studies: Real-life examples of students managing stress and mental well-being

Chapter 2: Fuel Your Body: Nutrition for Optimal Performance   32

- The Power of Food: Understanding macronutrients, micronutrients, and their roles
- Building a Balanced Diet: Creating healthy meals and snacks, avoiding processed foods
- Staying Hydrated: Importance of water intake, tips for consistent hydration
- Food Prep and Planning: Time-saving strategies for healthy meals on-the-go
- Debunking Myths: Addressing common misconceptions about food and health

Chapter 3: Move Your Body: Physical Activity for a Healthy Life   51

- Fitness for Everyone: Finding activities you enjoy, building an exercise routine
- Benefits of Exercise: Improved physical health, mental clarity, energy levels
- Overcoming Barriers: Addressing common excuses and finding motivation
- Staying Active on Campus: Utilizing campus resources, joining fitness clubs
- Sports and Competition: Balancing competitive spirit with healthy habits

Chapter 4: Sleep for Success: Rest and Recharge for Peak Performance   71

- The Power of Sleep: Understanding sleep cycles, importance for cognitive function
- Creating a Sleep Routine: Establishing healthy sleep habits, managing technology use
- Dealing with Sleep Issues: Identifying and addressing common sleep problems
- Naps and Power Breaks: Utilizing short naps for boosting energy and focus
- Sleep and Study Habits: Optimizing sleep for academic success

Chapter 5: Time Management Masters: Balancing Studies and Well-being   90

- Prioritization and Planning: Setting goals, creating schedules, managing time effectively
- Saying No: Learning to decline commitments to avoid overload and stress
- Staying Organized: Utilizing tools and techniques for efficient study and task management
- Dealing with Distractions: Minimizing interruptions to maximize productivity
- Finding Your Flow: Creating a personalized study environment for optimal focus

அத்தியாயம் 1: மனதை அமைதிப்படுத்து: மன அழுத்த மேலாண்மை மற்றும் மனநலம்

- முன்னுரை: மனநலம் என்றால் என்ன, அது கல்விச் செயல்திறனை எவ்வாறு பாதிக்கிறது

- மன அழுத்தத்தை புரிதல்: மன அழுத்த காரணிகளை அறிதல், மன அழுத்த எதிர்வினைகளை அடையாளம் காணுதல்

- மீளுறு திறனை வளர்ப்பது: மன அழுத்தத்தை சமாளிக்கும் வழிமுறைகள், கவனியல் முறைகள், ஆரோக்கியமான பழக்கவழக்கங்களை உருவாக்குதல்

- உதவி தேடுதல்: மனநலப் பிரச்சனைகளின் அறிகுறிகளை அறிதல், உதவிக் கிடைக்கும் வளங்களை அணுகுதல்

- உண்மை கதைகள்: மன அழுத்தத்தையும் மனநலத்தையும் சமாளிக்கும் மாணவர்களின் உண்மை வாழ்க்கை உதாரணங்கள்

அத்தியாயம் 2: உடலை ஊட்டப்படுத்து: சிறந்த செயல்திறனுக்கான ஊட்டச்சத்து

- உணவின் சக்தி: மக்ரோநியூட்ரியன்ட்கள், மைக்ரோநியூட்ரியன்ட்கள் மற்றும் அவற்றின் பங்குகள்

- சீரான உணவை உருவாக்குதல்: ஆரோக்கியமான உணவுகள் மற்றும் சிற்றுண்டிகளை உருவாக்குதல், பதப்படுத்தப்பட்ட உணவுகளைத் தவிர்க்குதல்

- நீரேற்றத்தை பராமரித்தல்: நீர் உட்கொள்ளலின் முக்கியத்துவம், தொடர்ந்து நீரேற்றமாக இருப்பதற்கான குறிப்புகள்

- உணவு தயாரிப்பு மற்றும் திட்டமிடல்: பயணத்தின்போது ஆரோக்கியமான உணவுகளுக்கான நேரத்தை மிச்சப்படுத்தும் உத்திகள்

- தவறான கருத்துக்களைத் தகர்ப்பது: உணவு மற்றும் ஆரோக்கியம் பற்றிய பொதுவான தவறான கருத்துக்களை அலசிப் பார்ப்பது

அத்தியாயம் 3: உடலை அசைவு: ஆரோக்கியமான வாழ்வுக்கான உடற்பயிற்சி

- அனைவருக்கும் உடற்பயிற்சி: உங்களுக்கு பிடித்த செயல்களைக் கண்டறிதல், உடற்பயிற்சி அன்றாட வழக்கத்தை உருவாக்குதல்

- உடற்பயிற்சியின் நன்மைகள்: மேம்பட்ட உடல்நலம், மனத்தெளிவு, ஆற்றல் நிலைகள்

- தடைகளை கடந்து: பொதுவான சாக்குகளை எதிர்கொள்வது மற்றும் உந்துதலைக் கண்டறிதல்

- வளாகத்தில் உடற்பயிற்சி: வளாக வளங்களைப் பயன்படுத்துதல், உடற்பயிற்சி கிளப்புகளில் சேருதல்

- விளையாட்டு மற்றும் போட்டி: போட்டி உணர்வை ஆரோக்கியமான பழக்கவழக்கங்களுடன் இணைத்தல்

அத்தியாயம் 4: வெற்றிக்கான தூக்கம்: சிறந்த செயல்திறனுக்கான ஓய்வு மற்றும் மீள்நிரப்பு

- தூக்கத்தின் சக்தி: தூக்க சுழற்சிகளைப் புரிதல், அறிவாற்றல் செயல்பாட்டிற்கு முக்கியத்துவம்
- தூக்க வழக்கத்தை உருவாக்குதல்: ஆரோக்கியமான தூக்கப் பழக்கங்களை உருவாக்குதல், தொழில்நுட்பப் பயன்பாட்டைக் கட்டுப்படுத்துதல்
- தூக்க பிரச்சனைகளை சமாளித்தல்: பொதுவான தூக்க பிரச்சனைகளை அடையாளம் கண்டு சமாளித்தல்
- தூக்கக் குறுக்குவழிகள் மற்றும் ஆற்றல் இடைவெளிகள்: குறுகிய தூக்கங்களைப் பயன்படுத்தி ஆற்றலையும் கவனத்தையும் அதிகரித்தல்
- தூக்கம் மற்றும் படிப்புப் பழக்கவழக்கங்கள்: கல்வி வெற்றிக்காக தூக்கத்தை சிறப்பிடுதல்

அத்தியாயம் 5: நேர மேலாண்மை நிபுணர்கள்: படிப்பையும் நலவாழ்வையும் சமநிலைப்படுத்துதல்

- முன்னுரிமை மற்றும் திட்டமிடல்: இலக்குகளை நிர்ணயித்தல், கால அட்டவணைகளை உருவாக்குதல், நேரத்தை திறமையாக நிர்வகித்தல்

- மறுப்புக் கூறுதல்: சுமை மற்றும் மன அழுத்தத்தைத் தவிர்க்க உறுதிப்பாடுகளை மறுப்பது

- ஒழுங்குபடுத்தும் திறன்: திறமையான படிப்பு மற்றும் பணி மேலாண்மைக்கான கருவிகள் மற்றும் உத்திகளைப் பயன்படுத்துதல்

- கவனச்சிதறல்களைக் கையாண்டு: குறுக்கீடுகளைக் குறைத்து உற்பத்தித்திறனை அதிகரித்தல்

- உங்கள் ஓட்டத்தை கண்டறிதல்: சிறந்த கவனத்துக்காக தனிப்பயனாக்கப்பட்ட படிப்பு சூழலை உருவாக்குதல்

அத்தியாயம் 6: ஒரு ஆதரவு வலையமைப்பை உருவாக்குதல்: நலவாழ்வுக்காக மற்றவர்களுடன் இணைதல்

- உறவுகளின் முக்கியத்துவம்: நேர்மறையான சமூக இணைப்புகள் மற்றும் அவற்றின் ஆரோக்கிய தாக்கம்
- உறுதியான நட்புகளை உருவாக்குதல்: தகவல் தொடர்பு திறன்கள், மோதல் தீர்வு, ஆதரவைக் கண்டறிதல்
- குடும்பமும் சமூகமும்: அன்புக்குரியவர்களுடன் இணைந்து, ஆலோசகர்களிடம் வழிகாட்டுதல் பெறுதல்
- வளங்களைப் பயன்படுத்துதல்: பள்ளி ஆலோசகர்கள், மனநல சேவைகள், சகாக்கள் ஆதரவு குழுக்கள்
- கொடுப்பதன் சக்தி: தன்னலமின்றி மற்றவர்களுக்கு உதவுவதன் மூலம் சொந்த நலவாழ்வை மேம்படுத்துதல்

Chapter 1: Ming Your Mind: Stress Management and Mental Wellness

அத்தியாயம் 1: மனதை அமைதிப்படுத்து: மன அழுத்த மேலாண்மை மற்றும் மனநலம்

முன்னுரை: மனநலம் என்றால் என்ன, அது கல்விச் செயல்திறனை எவ்வாறு பாதிக்கிறது

மனநலம் என்றால் என்ன?

மனநலம் என்பது ஒரு நபரின் மன மற்றும் உணர்ச்சி நிலையின் பொதுவான ஆரோக்கியம். மனநலம் நல்லதாக இருந்தால், ஒரு நபர் மகிழ்ச்சியாக, சுறுசுறுப்பாக, மற்றும் திறமையாக உணருவார். மனநலம் மோசமாக இருந்தால், ஒரு நபர் மன அழுத்தம், பதட்டம், அல்லது சோகம் போன்ற பிரச்சனைகளை அனுபவிக்க நேரிடும்.

மனநலத்தின் வகைகள்

மனநலம் பல வகைகளாக பிரிக்கப்படலாம். சில பொதுவான வகைகள் பின்வருமாறு:

- சுகாதாரமான மனநலம்: ஒரு நபர் மகிழ்ச்சியாக, சுறுசுறுப்பாக, மற்றும்

திறமையாக உணரும்போது சுகாதாரமான மனநலம் உள்ளது.

- நோயியலுக்குரிய மனநலம்: ஒரு நபர் மன அழுத்தம், பதட்டம், அல்லது சோகம் போன்ற பிரச்சனைகளை அனுபவிக்கும்போது நோயியலுக்குரிய மனநலம் உள்ளது.

- நோய்க்கிருமி மனநலம்: ஒரு நபர் மனநோய்க்குரிய நிலையைக் கொண்டிருந்தால், அதாவது ஸ்கிசோஃப்ரினியா அல்லது பைபோலார் சீர்குலைவு போன்ற நிலையைக் கொண்டிருந்தால், நோய்க்கிருமி மனநலம் உள்ளது.

மனநலம் மற்றும் கல்விச் செயல்திறன்

மனநலம் ஒரு நபரின் கல்விச் செயல்திறனைப் பாதிக்கும் பல வழிகளில் உள்ளது. சில குறிப்பிட்ட வழிகள் பின்வருமாறு:

- கவனம்: மனநலப் பிரச்சனைகள் கொண்ட மாணவர்கள் கவனம் செலுத்துவதில் சிரமப்படலாம். இது பாடங்களில் கவனம் செலுத்துவதை கடினமாக்குகிறது, இது தேர்வுகளில் குறைந்த மதிப்பெண்களுக்கு வழிவகுக்கும்.

- கற்றல்: மனநலப் பிரச்சனைகள் கொண்ட மாணவர்கள் புதிய தகவல்களைக் கற்றுக்கொள்வதில் சிரமப்படலாம். இது

பாடங்களைப் புரிந்துகொள்வதை கடினமாக்குகிறது, இது கல்விச் செயல்திறனில் குறைவுக்கு வழிவகுக்கும்.

- சமூக தொடர்பு: மனநலப் பிரச்சனைகள் கொண்ட மாணவர்கள் சமூக தொடர்புகளில் சிரமப்படலாம். இது நண்பர்களை உருவாக்குவதை கடினமாக்குகிறது, இது கல்விச் செயல்திறனை பாதிக்கும்.

மனநலப் பிரச்சனைகளைக் கொண்ட மாணவர்களுக்கான ஆதரவு

மனநலப் பிரச்சனைகளைக் கொண்ட மாணவர்களுக்கு ஆதரவு வழங்குவது முக்கியம். இது அவர்களின் கல்விச் செயல்திறனை மேம்படுத்த உதவும். சில குறிப்பிட்ட ஆதரவுகள் பின்வருமாறு:

- கல்வி உதவிகள்: மனநலப் பிரச்சனைகள் கொண்ட மாணவர்களுக்கு பாடங்களைப் புரிந்துகொள்வதற்கும், தேர்வுகளில் அதிக மதிப்பெண்களைப் பெறுவதற்கும் உதவ கல்வி உதவிகள் வழங்கப்படலாம்.

- மனநல ஆலோசனை: மனநலப் பிரச்சனைகள் கொண்ட மாணவர்களுக்கு தங்கள் மனநலப் பிரச்சனைகளைக் கையாள்வதற்கு உதவ மனநல ஆலோசனை வழங்கப்படலாம்.

- சமூக ஆதரவு: மனநலப் பிரச்சனைகள் கொண்ட மாணவர்களுக்கு நண்பர்கள் மற்றும் குடும்பத்தினரின் ஆதரவு வழங்கப்படலாம். இது அவர்களின் மனநலத்தை மேம்படுத்தவும், கல்விச் செயல்திறனை மேம்படுத்தவும் உதவும்.

முடிவுரை

மனநலம் ஒரு நபரின் கல்விச் செயல்திறனைப் பாதிக்கும் ஒரு முக்கியமான காரணி. மனநலப் பிரச்சனைகளைக் கொண்ட மாணவர்களுக்கு ஆதரவு வழங்குவது அவர்களின் கல்விச் செயல்திறனை மேம்படுத்த உதவும்.

மன அழுத்தத்தை புரிதல்: மன அழுத்த காரணிகளை அறிதல், மன அழுத்த எதிர்வினைகளை அடையாளம் காணுதல்

முன்னுரை

மன அழுத்தம் என்பது ஒரு நபர் சந்திக்கும் ஒரு இயற்கை மற்றும் ஆரோக்கியமான உணர்ச்சி. இது ஒரு சவாலான சூழ்நிலையில் அல்லது ஒரு பெரிய மாற்றத்தின் போது ஏற்படலாம். மன அழுத்தம் சில நேரங்களில் நேர்மறையானதாக இருக்கலாம், ஏனெனில் இது ஒரு நபரை செயல்படவும், கவனம் செலுத்தவும், தங்கள் முழு திறனை அடையவும் தூண்டலாம்.

எனினும், மன அழுத்தம் அதிகமாக இருந்தால், அது ஒரு நபருக்கு தீங்கு விளைவிக்கும். இது உடல் மற்றும் மன ஆரோக்கியத்தில் பிரச்சனைகளுக்கு வழிவகுக்கும். மன அழுத்தம் ஒரு நபரின் தனிப்பட்ட வாழ்க்கை, தொழில் வாழ்க்கை, மற்றும் உறவுகளில் பாதிப்பை ஏற்படுத்தும்.

இந்த கட்டுரை மன அழுத்தத்தைப் பற்றிய ஒரு புரிதலை வழங்குகிறது. இது மன அழுத்த காரணிகளை அறியவும், மன அழுத்த எதிர்வினைகளை அடையாளம் காணவும் உதவுகிறது.

மன அழுத்த காரணிகள்

மன அழுத்தம் ஏற்பட பல காரணிகள் உள்ளன. சில பொதுவான காரணிகள் பின்வருமாறு:

- பெண்கள் ஆண்களை விட மன அழுத்தத்திற்கு அதிக ஆளாகிறார்கள்.
- குறைந்த வருமானம் கொண்டவர்கள் அதிக மன அழுத்தத்திற்கு ஆளாகிறார்கள்.
- பணிச்சுமை அதிகம் உள்ளவர்கள் அதிக மன அழுத்தத்திற்கு ஆளாகிறார்கள்.
- உறவு பிரச்சனைகள் மன அழுத்தத்திற்கு வழிவகுக்கும்.
- சுகாதார பிரச்சனைகள் மன அழுத்தத்திற்கு வழிவகுக்கும்.

மன அழுத்த எதிர்வினைகள்

மன அழுத்தம் ஒவ்வொரு நபரையும் வெவ்வேறு விதமாக பாதிக்கிறது. சில பொதுவான மன அழுத்த எதிர்வினைகள் பின்வருமாறு:

- உடல் அறிகுறிகள்: தலைவலி, தசை வலி, வயிற்றுப்போக்கு, தூக்க பிரச்சனைகள் போன்ற உடல் அறிகுறிகள் மன அழுத்தத்தின் அறிகுறிகளாக இருக்கலாம்.
- எதிர்மறையான சிந்தனைகள்: தங்களைப் பற்றிய எதிர்மறையான சிந்தனைகள், எதிர்காலத்தைப் பற்றிய பயம் போன்ற

எதிர்மறையான சிந்தனைகள் மன அழுத்தத்தை அதிகரிக்கலாம்.

- பதட்டம்: பதட்டம், அச்சம், கவலை போன்ற உணர்வுகள் மன அழுத்தத்தின் அறிகுறிகளாக இருக்கலாம்.

- விரும்பத்தகாத நடத்தைகள்: புகைபிடித்தல், மது அருந்துதல், அதிகமாக சாப்பிடுதல் போன்ற விரும்பத்தகாத நடத்தைகள் மன அழுத்தத்தைப் கையாள ஒரு வழியாக இருக்கலாம்.

மன அழுத்தத்தைக் குறைக்க உதவும் வழிகள்

மன அழுத்தத்தைக் குறைக்க பல வழிகள் உள்ளன. சில பயனுள்ள வழிகள் பின்வருமாறு:

- தூங்கும் நேரத்தைப் பாதுகாத்தல்: போதிய தூக்கம் மன அழுத்தத்தைக் குறைக்க உதவுகிறது.

- ஆரோக்கியமான உணவு உட்கொள்ளுதல்: ஆரோக்கியமான உணவு உட்கொள்வது உடல் மற்றும் மன ஆரோக்கியத்தை மேம்படுத்த உதவுகிறது.

- உடல் செயல்பாடு: உடல் செயல்பாடு மன அழுத்தத்தைக் குறைக்க உதவுகிறது.

- மன ஆரோக்கிய ஆதரவு: மன ஆரோக்கிய ஆலோசனை அல்லது சிகிச்சை மன அழுத்தத்தைக் குறைக்க உதவும்.

முடிவுரை

மன அழுத்தம் என்பது ஒரு இயற்கை மற்றும் ஆரோக்கியமான உணர்ச்சி. இருப்பினும், மன அழுத்தம் அதிகமாக இருந்தால், அது ஒரு நபருக்கு தீங்கு விளைவிக்கும். மன அழுத்தத்தைப் பற்றிய புரிதலைப் பெற்றால், அதை நிர்வகிக்கவும், அதன் விளைவுகளைக் குறைக்கவும் உதவும்.

மீளுறு திறனை வளர்ப்பது: மன அழுத்தத்தை சமாளிக்கும் வழிமுறைகள், கவனியல் முறைகள், ஆரோக்கியமான பழக்கவழக்கங்களை உருவாக்குதல்

முன்னுரை

மீளுறு திறன் என்பது ஒரு நபர் சவால்கள் அல்லது பிரச்சனைகளை எதிர்கொள்ளும்போது அவற்றிலிருந்து மீண்டு வருவதற்கான திறன் ஆகும். மீளுறு திறன் என்பது ஒரு முக்கியமான வாழ்க்கை திறன் ஆகும், இது நம்முடைய உடல், மன, மற்றும் சமூக ஆரோக்கியத்தை மேம்படுத்த உதவுகிறது.

மீளுறு திறனை மேம்படுத்த பல வழிகள் உள்ளன. இந்த கட்டுரை மன அழுத்தத்தை சமாளிக்கும் வழிமுறைகள், கவனியல் முறைகள், மற்றும் ஆரோக்கியமான பழக்கவழக்கங்களை உருவாக்குவதன் மூலம் மீளுறு திறனை எவ்வாறு மேம்படுத்தலாம் என்பதைப் பற்றி விவாதிக்கிறது.

மன அழுத்தத்தை சமாளிக்கும் வழிமுறைகள்

மன அழுத்தம் என்பது வாழ்க்கையின் ஒரு இயற்கை பகுதியாகும். இருப்பினும், அதிக மன அழுத்தம் நம்முடைய ஆரோக்கியத்திற்கு தீங்கு விளைவிக்கும். மன அழுத்தத்தை சமாளிக்க பல

வழிகள் உள்ளன. சில பயனுள்ள வழிகள் பின்வருமாறு:

- தூங்கும் நேரத்தைப் பாதுகாத்தல்: போதிய தூக்கம் மன அழுத்தத்தைக் குறைக்க உதவுகிறது.

- ஆரோக்கியமான உணவு உட்கொள்ளுதல்: ஆரோக்கியமான உணவு உட்கொள்வது உடல் மற்றும் மன ஆரோக்கியத்தை மேம்படுத்த உதவுகிறது.

- உடல் செயல்பாடு: உடல் செயல்பாடு மன அழுத்தத்தைக் குறைக்க உதவுகிறது.

- ஆரோக்கியமான சமூக உறவுகளைப் பேணுதல்: ஆதரவான சமூக உறவுகள் மன அழுத்தத்தைக் குறைக்க உதவுகிறது.

- மன அழுத்தத்தைக் குறைக்க உதவும் நுட்பங்களைப் பயிற்சி செய்தல்: மன அழுத்தத்தைக் குறைக்க உதவும் பல நுட்பங்கள் உள்ளன, எடுத்துக்காட்டாக, ஆழ்ந்த சுவாசம், தளர்வு தசை பயிற்சிகள், மற்றும் நேர்மறையான சிந்தனை.

கவனியல் முறைகள்

கவனியல் முறைகள் என்பது மன அழுத்தத்தைக் குறைக்க உதவும் ஒரு வகையான சிகிச்சையாகும். கவனியல் முறைகள் நம்முடைய சிந்தனைகள், உணர்வுகள், மற்றும்

நடத்தைகளை மாற்றுவதன் மூலம் செயல்படுகின்றன. கவனியல் முறைகள் மன அழுத்தத்தைக் குறைக்க உதவும் சில முறைகள் பின்வருமாறு:

- எதிர்மறையான சிந்தனைகளை அடையாளம் காணுதல் மற்றும் மாற்றுதல்: எதிர்மறையான சிந்தனைகள் மன அழுத்தத்தை அதிகரிக்கலாம். எதிர்மறையான சிந்தனைகளை அடையாளம் கண்டு, அவற்றை நேர்மறையான சிந்தனைகளாக மாற்றினால், மன அழுத்தத்தைக் குறைக்க உதவும்.

- செயல்பாட்டு மதிப்பீடு: செயல்பாட்டு மதிப்பீடு என்பது ஒரு நபர் என்ன செய்கிறார், அது அவர்களின் மன அழுத்தத்தை எவ்வாறு பாதிக்கிறது என்பதை ஆராய்வது ஆகும். செயல்பாட்டு மதிப்பீட்டின் மூலம், மன அழுத்தத்தை அதிகரிக்கும் செயல்பாடுகளை அடையாளம் கண்டு, அவற்றை மாற்றினால், மன அழுத்தத்தைக் குறைக்க உதவும்.

- உணர்ச்சிகளைக் கட்டுப்படுத்துதல்: எதிர்மறை உணர்ச்சிகளைக் கட்டுப்படுத்த கற்றுக்கொள்வது மன அழுத்தத்தைக் குறைக்க உதவும்.

ஆரோக்கியமான பழக்கவழக்கங்களை உருவாக்குதல்

ஆரோக்கியமான பழக்கவழக்கங்களை உருவாக்குவது மீளுறு திறனை மேம்படுத்த உதவும் ஒரு முக்கியமான வழிமுறையாகும். ஆரோக்கியமான பழக்கவழக்கங்கள் பின்வருமாறு:

- போதுமான தூக்கம்: போதிய தூக்கம் மன அழுத்தத்தைக் குறைக்க உதவுகிறது.
- ஆரோக்கியமான உணவு உட்கொள்ளுதல்: ஆரோக்கியமான உணவு உ

உதவி தேடுதல்: மனநலப் பிரச்சனைகளின் அறிகுறிகளை அறிதல், உதவிக் கிடைக்கும் வளங்களை அணுகுதல்

முன்னுரை

மனநலப் பிரச்சனைகள் என்பது ஒரு பொதுவான பிரச்சனையாகும். உலகில் சுமார் 1 பில்லியன் மக்கள் மனநலப் பிரச்சனைகளால் பாதிக்கப்பட்டுள்ளனர். மனநலப் பிரச்சனைகள் ஒரு நபரின் உடல், மன, மற்றும் சமூக ஆரோக்கியத்தைப் பாதிக்கலாம்.

மனநலப் பிரச்சனைகள் இருப்பதை அறிய சில அறிகுறிகள் உள்ளன. இந்த அறிகுறிகள் ஒவ்வொரு நபரையும் பொறுத்து மாறுபடும். சில பொதுவான அறிகுறிகள் பின்வருமாறு:

- மன அழுத்தம், பதட்டம், அல்லது சோகம் போன்ற எதிர்மறையான உணர்வுகள்
- தூக்க பிரச்சனைகள், ஆர்வம் இழப்பு, அல்லது செயல்திறன் குறைவு போன்ற உடல் அறிகுறிகள்
- தனிமனித உறவுகளில் சிக்கல்கள் அல்லது சமூக தனிமை
- தற்கொலை எண்ணங்கள் அல்லது நடத்தைகள்

மனநலப் பிரச்சனைகள் இருந்தால், உதவி தேடுவது முக்கியம். உதவி தேடுவது மனநலப் பிரச்சனைகளின் தாக்கத்தைக் குறைக்கவும், வாழ்க்கைத் தரத்தை மேம்படுத்தவும் உதவும்.

மனநலப் பிரச்சனைகளின் அறிகுறிகளை அடையாளம் காணுதல்

மனநலப் பிரச்சனைகளின் அறிகுறிகளை அடையாளம் காண்பது முக்கியம். அறிகுறிகளை அடையாளம் கண்டால், உதவியைத் தேடலாம்.

மனநலப் பிரச்சனைகளின் அறிகுறிகளை அடையாளம் காண உதவும் சில முறைகள் பின்வருமாறு:

- உங்களைப் பற்றி சிந்திக்கவும், உங்கள் உணர்ச்சிகள், எண்ணங்கள், மற்றும் நடத்தைகளில் ஏற்படும் மாற்றங்களைக் கவனிக்கவும்.
- உங்கள் நண்பர்கள், குடும்பத்தினர், அல்லது வேலை சக ஊழியர்களிடம் உங்கள் உணர்வுகளைப் பற்றிப் பேசுங்கள். அவர்கள் உங்களுக்கு உதவ உதவியாக இருக்கலாம்.
- மனநலப் பிரச்சனைகள் குறித்த தகவல்களைப் பெறவும்.

உதவிக் கிடைக்கும் வளங்களை அணுகுதல்

மனநலப் பிரச்சனைகளுக்கான உதவி கிடைக்கிறது. உதவி தேடும்போது, உங்கள் தேவைகளுக்கு ஏற்ற உதவியைக் கண்டுபிடிப்பது முக்கியம்.

உதவிக் கிடைக்கும் சில வளங்கள் பின்வருமாறு:

- மனநல நிபுணர்கள்: மனநல நிபுணர்கள் மனநலப் பிரச்சனைகளின் சிகிச்சையில் நிபுணத்துவம் பெற்றவர்கள். அவர்கள் மருந்து அல்லது உளவியல் சிகிச்சை மூலம் உதவலாம்.

- மனநல சமூக சேவைகள்: மனநல சமூக சேவைகள் மனநலப் பிரச்சனைகளால் பாதிக்கப்பட்ட மக்களுக்கு உதவும் பல்வேறு சேவைகளை வழங்குகின்றன. இந்த சேவைகள் மருத்துவ உதவி, ஆலோசனை, மற்றும் பொருளாதார உதவி ஆகியவற்றை உள்ளடக்கியிருக்கலாம்.

- சுய உதவி வளங்கள்: சுய உதவி வளங்கள் மனநலப் பிரச்சனைகளுடன் சமாளிக்க உதவும் தகவல்கள் மற்றும் ஆலோசனைகளை வழங்குகின்றன. இந்த வளங்கள் புத்தகங்கள், இணையதளங்கள், மற்றும் ஆன்லைன் குழுக்கள் ஆகியவற்றை உள்ளடக்கியிருக்கலாம்.

முடிவுரை

மனநலப் பிரச்சனைகள் இருந்தால், உதவி தேடுவது முக்கியம். உதவி தேடுவது மனநலப் பிரச்சனைகளின் தாக்கத்தைக் குறைக்கவும், வாழ்க்கைத் தரத்தை மேம்படுத்தவும் உதவும்.

உதவி தேடும்போது கவனிக்க வேண்டிய சில விஷயங்கள்

- உதவிக்காக உங்கள் நண்பர்கள், குடும்பத்தினரிடம் பேசுங்கள். அவர்கள் உங்களுக்கு உதவ உதவியாக இருக்கலாம்.

உண்மை கதைகள்: மன அழுத்தத்தையும் மனநலத்தையும் சமாளிக்கும் மாணவர்களின் உண்மை வாழ்க்கை உதாரணங்கள்

முன்னுரை

மன அழுத்தம் மற்றும் மனநல பிரச்சனைகள் என்பது மாணவர்களின் வாழ்க்கையில் ஒரு பொதுவான பிரச்சனையாகும். இந்த பிரச்சனைகள் மாணவர்களின் கல்விச் செயல்திறன், சமூக உறவுகள், மற்றும் தனிப்பட்ட வாழ்க்கையைப் பாதிக்கலாம்.

இந்த கட்டுரை மன அழுத்தத்தையும் மனநலத்தையும் சமாளிக்கும் மாணவர்களின் உண்மை வாழ்க்கை உதாரணங்களை வழங்குகிறது. இந்த உதாரணங்கள் மன அழுத்தத்தையும் மனநலத்தையும் எவ்வாறு சமாளிக்கலாம் என்பதற்கான சில வழிகளைக் காட்டுகின்றன.

உதாரணம் 1: மன அழுத்தத்தால் பாதிக்கப்பட்ட மாணவர்

சரண்யா ஒரு 18 வயது மாணவி. அவள் ஒரு சிறந்த மாணவி, ஆனால் அவள் சமீபத்தில் மன அழுத்தத்தால் பாதிக்கப்படுகிறாள். அவள் பள்ளியில் நன்றாக செயல்பட முடியவில்லை,

அவளுக்கு தூங்குவதில் சிரமம் ஏற்பட்டது, மற்றும் அவள் தனிமையை உணர்ந்தாள்.

சரண்யா தனது பெற்றோரிடம் தனது மன அழுத்தத்தைப் பற்றிப் பேசினாள். அவர்கள் அவளுக்கு ஒரு மனநல நிபுணரிடம் ஆலோசனை பெற்றனர். மனநல நிபுணர் சரண்யாவுக்கு மன அழுத்தத்தை சமாளிக்க உதவும் சில உத்திகளைக் கற்பித்தார்.

சரண்யா மனநல நிபுணரின் உதவியுடன் மன அழுத்தத்தைக் குறைக்க முடிந்தது. அவள் பள்ளியில் மீண்டும் நன்றாக செயல்பட ஆரம்பித்தாள், அவளுக்கு தூங்குவதில் சிரமம் குறைந்தது, மற்றும் அவள் தனிமையை உணரவில்லை.

உதாரணம் 2: பதட்டத்தால் பாதிக்கப்பட்ட மாணவர்

ராஜ் ஒரு 16 வயது மாணவன். அவனுக்கு பதட்டம் உள்ளது. அவனுக்கு தேர்வுகள், சோதனைகள், மற்றும் சமூக நிகழ்வுகள் போன்ற சவால்கள் உள்ள சூழ்நிலைகளில் பதட்டம் ஏற்படும்.

ராஜ் தனது பதட்டத்தை சமாளிக்க உதவும் சில உத்திகளைக் கற்றுக்கொண்டான். இந்த உத்திகளில் ஆழ்ந்த சுவாசம், தளர்வு தசை பயிற்சிகள், மற்றும் நேர்மறையான சிந்தனை ஆகியவை அடங்கும்.

ராஜ் இந்த உத்திகளைப் பயன்படுத்தி பதட்டத்தைக் குறைக்க முடிந்தது. அவனுக்கு தேர்வுகள், சோதனைகள், மற்றும் சமூக நிகழ்வுகள் போன்ற சவால்கள் உள்ள சூழ்நிலைகளில் பதட்டம் குறைந்தது.

உதாரணம் 3: சோகத்தால் பாதிக்கப்பட்ட மாணவி

சாய்ரா ஒரு 17 வயது மாணவி. அவள் தனது தாயின் மரணத்திற்குப் பிறகு சோகமாக இருக்கிறாள். அவள் தனது தாயை மிகவும் நேசித்தாள், அவளது மரணம் அவளுக்கு மிகவும் கடினமாக இருந்தது.

சாய்ரா தனது சோகத்தை சமாளிக்க உதவும் சில உத்திகளைக் கற்றுக்கொண்டாள். இந்த உத்திகளில் ஆதரவான நபர்களுடன் பேசுவது, சோகத்தை வெளிப்படுத்துவது, மற்றும் சோகத்தை ஆரோக்கியமான வழியில் செயலாக்குவது ஆகியவை அடங்கும்.

சாய்ரா இந்த உத்திகளைப் பயன்படுத்தி சோகத்தை சமாளிக்க முடிந்தது. அவள் தனது தாயின் மரணத்தை ஏற்றுக்கொள்ள ஆரம்பித்தாள், மற்றும் அவள் வாழ்க்கையில் முன்னேற ஆரம்பித்தாள்.

முடிவுரை

மன அழுத்தம் மற்றும் மனநல பிரச்சனைகள் என்பது மாணவர்களின் வாழ்க்கையில் ஒரு பொதுவான பிரச்சனையாகும். இந்த பிரச்சனைகளை சமாளிக்க பல வழிகள் உள்ளன. உதவியாளர்கள், உத்திகள், மற்றும் வளங்கள் கிடைக்கின்றன.

மன அழுத்தம் அல்லது மனநல பிரச்சனைகளால் பாதிக்கப்பட்டால், உதவியைத் தேடுவது முக்கியம். உங்கள் பெற்றோர், ஆசிரியர், அல்லது ஒரு மனநல நிபுணரிடம் பேசுங்கள். உங்களுக்கு உதவக்கூடிய பல வளங்கள் கிடைக்கின்றன.

Chapter 2: Fuel Your Body: Nutrition for Optimal Performance

அத்தியாயம் 2: உடலை ஊட்டப்படுத்து: சிறந்த செயல்திறனுக்கான ஊட்டச்சத்து

உணவின் சக்தி: மக்ரோநியூட்ரியன்ட்கள், மைக்ரோநியூட்ரியன்ட்கள் மற்றும் அவற்றின் பங்குகள்

நாம் உண்ணும் உணவு வெறுமனே சுவையான சாப்பாடு அல்ல, அது நம் உடலின் இயந்திரத்திற்கு எரிபொருள். சரியான எரிபொருளைக் கொண்டு, நம் உடல் சிறப்பாக செயல்படுகிறது, நாம் ஆரோக்கியமாகவும் சுறுசுறுப்பாகவும் இருக்கிறோம். ஆனால் தவறான எரிபொருளுடன், நாம் சோர்வாகவும், நோய்வாய்ப்பட்டவர்களாகவும் இருக்கிறோம். உணவில் உள்ள ஊட்டச்சத்துக்களைப் புரிந்து கொள்வது, சரியான எரிபொருளை எடுத்துக்கொள்வதற்கு இன்றியமையாதது. இந்த விஷயத்தில், மக்ரோநியூட்ரியன்ட்கள் மற்றும் மைக்ரோநியூட்ரியன்ட்கள் பற்றிய அறிவு முக்கியமானது.

மக்ரோநியூட்ரியன்ட்கள்: உடலின் கட்டுமானப் பொருட்கள்

மக்ரோநியூட்ரியன்ட்கள் அதிக அளவில் தேவைப்படும் மூன்று முக்கிய ஊட்டச்சத்துக்கள்: கார்போஹைட்ரேட்டுகள், புரோட்டீன்கள் மற்றும் கொழுப்புகள். அவை நம் உடலுக்கு ஆற்றல், கட்டுமானப் பொருட்கள் மற்றும் பிற முக்கியமான செயல்பாடுகளுக்கு தேவைப்படுகின்றன.

- கார்போஹைட்ரேட்டுகள்: நம் உடலின் முதன்மையான ஆற்றல் மூலமாக இருக்கும் கார்போஹைட்ரேட்டுகள், மூளை மற்றும் தசைகளுக்கு எரிபொருளாக செயல்படுகின்றன. பழங்கள், காய்கறிகள், முழு தானியங்கள் மற்றும் பருப்புகளில் நார்ச்சத்து மற்றும் பிற ஊட்டச்சத்துக்களுடன் கிடைக்கின்றன.
- புரோட்டீன்கள்: உடலின் கட்டுமானப் பொருட்களாக செயல்படும் புரோட்டீன்கள் தசைகள், எலும் திசுக்கள், மற்றும் என்சைம்கள் உருவாக்க மற்றும் பழுதுபார்க்க உதவுகின்றன. பருப்புகள், இறைச்சி, கோழி, மீன், பால் மற்றும் பால் பொருட்களில் காணப்படுகின்றன.
- கொழுப்புகள்: ஆற்றலை சேமிப்பதற்கும் உடல் உறுப்புகளைச் சுற்றி பாதுகாப்பு புறணி வழங்குவதற்கும் கொழுப்புகள் தேவை. ஆரோக்கியமான கொழுப்புகள்

அவகேடோ, கொட்டைப்பழம், கொட்டை, மற்றும் மீன்களில் காணப்படுகின்றன.

மைக்ரோநியூட்ரியன்ட்கள்: உடலின் சிறிய, ஆனால் சக்திவாய்ந்த கூட்டாளிகள்

மைக்ரோநியூட்ரியன்ட்கள், வைட்டமின்கள் மற்றும் தாதுக்கள் போன்ற, சிறிய அளவுகளில் தேவைப்படும் ஊட்டச்சத்துக்கள். இருப்பினும், அவை உடலில் பல்வேறு முக்கியமான செயல்பாடுகளுக்கு அவசியமானவை.

- வைட்டமின்கள்: வைட்டமின்கள் உடலின் பல்வேறு செயல்பாடுகளுக்கு உதவுகின்றன, எடுத்துக்காட்டாக, நோய் எதிர்ப்பு சக்தி, செல் வளர்ச்சி, மற்றும் பார்வை. வெவ்வேறு வைட்டமின்கள் வெவ்வேறு உணவு மூலங்களில் காணப்படுகின்றன, எடுத்துக்காட்டாக, வைட்டமின் சி சிட்ரஸ் பழங்களில், வைட்டமின் ஏ கேரட்டில், மற்றும் வைட்டமின் D கொழுப்பில்லாத மீன்களில் காணப்படுகின்றன.

சீரான உணவை உருவாக்குதல்: ஆரோக்கியமான உணவுகள் மற்றும் சிற்றுண்டிகளை உருவாக்குதல், பதப்படுத்தப்பட்ட உணவுகளைத் தவிர்க்குதல்

முன்னுரை

உடல் ஆரோக்கியத்திற்கு சீரான உணவு முக்கியம். சீரான உணவு என்பது அனைத்து முக்கிய ஊட்டச்சத்துக்களையும் வழங்கும் உணவாகும். சீரான உணவை உருவாக்குவது எளிதானது, ஆனால் அதற்கான சில முயற்சி தேவைப்படுகிறது.

இந்த கட்டுரை சீரான உணவை உருவாக்குவதற்கான உதவிக்குறிப்புகளை வழங்குகிறது. இந்த உதவிக்குறிப்புகள் ஆரோக்கியமான உணவுகள் மற்றும் சிற்றுண்டிகளை உருவாக்குவது மற்றும் பதப்படுத்தப்பட்ட உணவுகளைத் தவிர்ப்பது குறித்தவை.

ஆரோக்கியமான உணவுகள் மற்றும் சிற்றுண்டிகளை உருவாக்குதல்

ஆரோக்கியமான உணவுகள் மற்றும் சிற்றுண்டிகள் என்பது பழங்கள், காய்கறிகள், முழு தானியங்கள், பருப்பு வகைகள், குறைந்த கொழுப்புள்ள புரதங்கள் மற்றும் ஆரோக்கியமான கொழுப்புகளைக் கொண்ட

உணவுகள் ஆகும். இந்த உணவுகள் உடலுக்கு தேவையான அனைத்து ஊட்டச்சத்துக்களையும் வழங்குகின்றன.

ஆரோக்கியமான உணவுகள் மற்றும் சிற்றுண்டிகளை உருவாக்க சில உதவிக்குறிப்புகள் பின்வருமாறு:

- உங்கள் உணவில் நிறைய பழங்கள் மற்றும் காய்கறிகளைச் சேர்க்கவும். பழங்கள் மற்றும் காய்கறிகள் வைட்டமின்கள், தாதுக்கள் மற்றும் நார்ச்சத்து ஆகியவற்றின் சிறந்த மூலங்களாகும்.

- உங்கள் உணவில் முழு தானியங்களைச் சேர்க்கவும். முழு தானியங்கள் நார்ச்சத்து, வைட்டமின்கள் மற்றும் தாதுக்களின் சிறந்த மூலங்களாகும்.

- உங்கள் உணவில் பருப்பு வகைகளைச் சேர்க்கவும். பருப்பு வகைகள் புரதம், நார்ச்சத்து மற்றும் வைட்டமின்கள் மற்றும் தாதுக்களின் சிறந்த மூலங்களாகும்.

- உங்கள் உணவில் குறைந்த கொழுப்புள்ள புரதங்களைச் சேர்க்கவும். குறைந்த கொழுப்புள்ள புரதங்கள் இறைச்சி, கோழி, மீன், பால் மற்றும் பால் பொருட்களில் காணப்படுகின்றன.

- உங்கள் உணவில் ஆரோக்கியமான கொழுப்புகளைச் சேர்க்கவும். ஆரோக்கியமான கொழுப்புகள் அவகேடோ, கொட்டைகள், கொட்டைகள் மற்றும் மீன்களில் காணப்படுகின்றன.

பதப்படுத்தப்பட்ட உணவுகளைத் தவிர்ப்பது

பதப்படுத்தப்பட்ட உணவுகள் என்பது பதப்படுத்தப்பட்ட, பதப்படுத்தப்பட்ட அல்லது பாதுகாக்கப்பட்ட உணவுகள் ஆகும். இந்த உணவுகள் பெரும்பாலும் சர்க்கரை, கொழுப்பு மற்றும் உப்பு ஆகியவற்றில் அதிகம் உள்ளன. அவை வைட்டமின்கள், தாதுக்கள் மற்றும் நார்ச்சத்து ஆகியவற்றில் குறைவாக உள்ளன.

பதப்படுத்தப்பட்ட உணவுகளைத் தவிர்ப்பது ஆரோக்கியத்திற்கு பல நன்மைகளை வழங்குகிறது. இது:

- உடல் எடையைக் குறைக்க உதவுகிறது.
- இருதய நோய், புற்றுநோய் மற்றும் பிற நாள்பட்ட நோய்களின் அபாயத்தை குறைக்க உதவுகிறது.
- உடல் ஆற்றல் மற்றும் செயல்திறனை மேம்படுத்த உதவுகிறது.

பதப்படுத்தப்பட்ட உணவுகளைத் தவிர்க்க சில உதவிக்குறிப்புகள் பின்வருமாறு:

- உங்கள் உணவை வீட்டில் தயாரிக்கவும்.
- புதிய, பதப்படுத்தப்படாத உணவுகளைத் தேர்ந்தெடுக்கவும்.
- பதப்படுத்தப்பட்ட உணவுகளின் பட்டியலைப் படிக்கவும்.

முடிவுரை

சீரான உணவை உருவாக்குவது ஆரோக்கியமான வாழ்க்கை முறைக்கு முக்கியம். ஆரோக்கியமான உணவுகள் மற்றும் சிற்றுண்டிகளை உருவாக்குவது மற்றும் பதப்படுத்தப்பட்ட உணவுகளைத் தவிர்ப்பது ஆகியவை சீரான உணவை உருவாக்க உதவும் சில வழிகள் ஆகும்.

நீரேற்றத்தை பராமரித்தல்: நீர் உட்கொள்ளலின் முக்கியத்துவம், தொடர்ந்து நீரேற்றமாக இருப்பதற்கான குறிப்புகள்

முன்னுரை

நீரேற்றம் என்பது நம் உடலின் ஒவ்வொரு செல், திசு மற்றும் உறுப்புக்கும் முக்கியமானது. இது இரத்த ஓட்டம், உயிரணு செயல்பாடு மற்றும் கழிவு வெளியேற்றம் ஆகியவற்றை பராமரிக்க உதவுகிறது. நீர்ச்சத்து குறைபாடு, அல்லது நீரிழப்பு, தலைவலி, சோர்வு, வாய் வறட்சி மற்றும் கழிவுப்பொருட்களின் நிறம் மாறுதல் போன்ற அறிகுறிகளை ஏற்படுத்தும்.

நீரேற்றத்தை பராமரிப்பது ஆரோக்கியமான வாழ்க்கை முறையின் ஒரு முக்கிய பகுதியாகும். இது நோய் எதிர்ப்பு சக்தியை மேம்படுத்தவும், உடல் எடையைக் கட்டுப்படுத்தவும், தோல் ஆரோக்கியத்தை மேம்படுத்தவும் உதவுகிறது.

நீர் உட்கொள்ளலின் முக்கியத்துவம்

நீரேற்றத்தை பராமரிக்க, நாம் போதுமான அளவு தண்ணீர் குடிக்க வேண்டும். தண்ணீர் மட்டுமே நீரேற்றத்தை பராமரிக்க சிறந்த வழி. பிற பானங்கள், பாலை பொருட்கள் மற்றும் பழச்சாறுகள் போன்றவை நீரேற்றத்திற்கு பங்களிக்கலாம், ஆனால் அவை பெரும்பாலும்

சர்க்கரை அல்லது கலோரிகளில் அதிகமாக இருக்கும்.

நம் உடலின் நீர்த் தேவைகள் நம் உடல்நலம், செயல்பாடுகள் மற்றும் சூழல் நிலைமைகள் போன்ற பல காரணிகளைப் பொறுத்தது. பொதுவாக, நாம் ஒரு நாளைக்கு 8 முதல் 10 கிளாஸ் தண்ணீர் குடிக்க வேண்டும். இருப்பினும், சிலருக்கு அதிகமாக அல்லது குறைவாக தேவைப்படலாம்.

நீரேற்றத்தின் அறிகுறிகள்

நீர்ச்சத்து குறைபாட்டின் அறிகுறிகள் பின்வருமாறு:

- தலைவலி
- சோர்வு
- வாய் வறட்சி
- கழிவுப்பொருட்களின் நிறம் மாறுதல்
- பதட்டம்
- தசைப்பிடிப்பு
- மயக்கம்

இந்த அறிகுறிகளை நீங்கள் உணர்ந்தால், நீர் குடிக்க வேண்டும். நீர்ச்சத்து குறைபாடு தீவிரமானதாக இருந்தால், மருத்துவ உதவியை நாடுவது முக்கியம்.

நீரேற்றத்தை பராமரிக்க சில குறிப்புகள்

நீரேற்றத்தை பராமரிக்க உதவ சில குறிப்புகள் பின்வருமாறு:

- ஒரு நாளைக்கு 8 முதல் 10 கிளாஸ் தண்ணீர் குடிக்கவும்.
- உணவுடன் தண்ணீர் குடிக்கவும்.
- உங்கள் உடல் எடையின் ஒவ்வொரு பவுண்டுக்கும் 0.6 அவுன்ஸ் தண்ணீர் குடிக்கவும்.
- நீங்கள் அதிகமாக வியர்க்கும்போது அதிக தண்ணீர் குடிக்கவும்.
- காஃபின் மற்றும் ஆல்கஹால் போன்ற நீர் எதிர்ப்பை ஏற்படுத்தும் பானங்களைத் தவிர்க்கவும்.

நீர் குடிப்பது ஒரு பழக்கமாக மாற்ற, உங்களுக்கு பிடித்தமான ஒரு பாத்திரத்தை அல்லது பாட்டிலைத் தேர்ந்தெடுக்கவும். நீங்கள் எங்கு சென்றாலும் அதனை எடுத்துச் செல்லுங்கள். நீர் குடிக்க வேண்டும் என்று நினைவூட்ட, உங்கள் ஸ்மார்ட்போனில் அல்லது கணினி மீது நினைவூட்டலை அமைக்கவும்.

நீரேற்றம் என்பது ஆரோக்கியமான வாழ்க்கை முறையின் ஒரு முக்கிய பகுதியாகும். போதுமான அளவு தண்ணீர் குடிப்பது உங்கள் உடலுக்கு

ஆரோக்கியமாக இருக்க தேவையான நீரை வழங்க உதவும்.

உணவு தயாரிப்பு மற்றும் திட்டமிடல்: பயணத்தின்போது ஆரோக்கியமான உணவுகளுக்கான நேரத்தை மிச்சப்படுத்தும் உத்திகள்

முன்னுரை

பயணம் என்பது ஒரு சுவாரஸ்யமான அனுபவம், ஆனால் அது ஆரோக்கியமான உணவுகளை உண்ணுவதற்கு சவாலாக இருக்கலாம். புதிய இடங்களில் சாப்பிடுவது மகிழ்ச்சியாக இருந்தாலும், அது பெரும்பாலும் அதிக கலோரிகள், சர்க்கரை மற்றும் கொழுப்பில் அதிகமாக இருக்கும் உணவுகளை வழங்கும்.

பயணத்தின்போது ஆரோக்கியமான உணவுகளை உண்ணுவது முக்கியம், ஏனெனில் அது உங்கள் ஆரோக்கியத்தைப் பாதுகாக்கவும், உங்கள் சக்தியை அதிகரிக்கவும் உதவும். பயணத்தின்போது ஆரோக்கியமான உணவுகளை உண்ண நேரத்தை மிச்சப்படுத்த சில உத்திகள் உள்ளன.

உணவு தயாரிப்பு

உணவு தயாரிப்பது பயணத்தின்போது ஆரோக்கியமான உணவுகளை உண்ணுவதற்கான சிறந்த வழியாகும். நீங்கள் வீட்டில் உணவை தயாரித்தால், நீங்கள் அதன் உள்ளடக்கங்களைக் கட்டுப்படுத்தலாம் மற்றும்

கூடுதல் சர்க்கரை, கொழுப்பு மற்றும் உப்பு ஆகியவற்றை தவிர்க்கலாம்.

உணவு தயாரிக்க நேரம் இல்லை என்றால், நீங்கள் முன்கூட்டியே உணவை தயாரிக்கலாம் மற்றும் அதை உங்களுடன் எடுத்துச் செல்லலாம். சாலட், சூப், டிம்பாலா, மற்றும் சமைக்கப்பட்ட தானியங்கள் போன்ற உணவுகள் பயணத்திற்கு ஏற்றவை.

உணவு திட்டமிடல்

பயணத்திற்கு முன்பு உணவு திட்டமிடுவது ஆரோக்கியமான உணவுகளை உண்ண உதவும். நீங்கள் என்ன சாப்பிடப் போகிறீர்கள் என்பதை அறிந்து கொள்வதன் மூலம், நீங்கள் ஆரோக்கியமான விருப்பங்களைத் தேர்ந்தெடுக்க முடியும்.

உணவு திட்டமிடும்போது, உங்கள் நாளின் செயல்பாடுகளை கருத்தில் கொள்ளவும். நீங்கள் அதிகம் நடக்கப் போகிறீர்கள் என்றால், உங்களுக்கு அதிக கலோரிகள் தேவைப்படும். நீங்கள் அதிக நேரம் பயணத்தில் இருப்பீர்கள் என்றால், உங்களுக்கு அதிக ஆற்றல் தேவைப்படும்.

பயணத்தின்போது ஆரோக்கியமான உணவுகளுக்கான சில குறிப்புகள்

- காலை உணவு முக்கியம். காலை உணவைத் தவிர்ப்பது பசியை அதிகரிக்கலாம், இது ஆரோக்கியமற்ற உணவுகளைப் பதட்டமாக சாப்பிட வழிவகுக்கும்.
- நீர் குடிக்க மறக்காதீர்கள். நீர்ச்சத்து குறைபாடு சோர்வு, தலைவலி மற்றும் செரிமானப் பிரச்சினைகள் போன்ற அறிகுறிகளை ஏற்படுத்தும்.
- நீங்கள் வெளியில் சாப்பிடுகிறீர்கள் என்றால், ஆரோக்கியமான விருப்பங்களைத் தேர்ந்தெடுக்கவும். சாலட், இறைச்சி அல்லது மீன், மற்றும் பழங்கள் அல்லது காய்கறிகளைத் தேர்ந்தெடுக்கவும்.
- உங்கள் விமானத்தில் அல்லது ரயிலில் உணவு உட்கொள்ளுங்கள். பெரும்பாலான விமானங்கள் மற்றும் ரயில்கள் ஆரோக்கியமான விருப்பங்களை வழங்குகின்றன.
- நீங்கள் தனிப்பட்ட முறையில் உணவு உட்கொள்கிறீர்கள் என்றால், பரிமாறும் அளவைக் கட்டுப்படுத்தவும். ஒரு பெரிய அளவு உணவை சாப்பிடுவதை விட சிறிய அளவு உணவை இரண்டு முறை சாப்பிடுவது நல்லது.

முடிவுரை

பயணத்தின்போது ஆரோக்கியமான உணவுகளை உண்ணுவது சவாலாக இருக்கலாம், ஆனால் அது சாத்தியம். உணவு தயாரிப்பு, உணவு திட்டமிடல் மற்றும் சில எளிய உத்திகளைப் பயன்படுத்துவதன் மூலம், நீங்கள் ஆரோக்கியமாகவும் சக்தியாகவும் இருக்க உதவும் ஆரோக்கியமான உணவுகளை உண்ணலாம்.

தவறான கருத்துக்களைத் தகர்ப்பது: உணவு மற்றும் ஆரோக்கியம் பற்றிய பொதுவான தவறான கருத்துக்களை அலசிப் பார்ப்பது

முன்னுரை

உணவு மற்றும் ஆரோக்கியம் பற்றிய தகவல்கள் நிறைய உள்ளன. இருப்பினும், இந்த தகவல்களில் சில தவறானதாக இருக்கலாம். இந்த தவறான கருத்துக்கள் ஆரோக்கியமான வாழ்க்கை முறையை மேற்கொள்ளும் நபர்களுக்கு குழப்பத்தை ஏற்படுத்தலாம்.

இந்த கட்டுரை உணவு மற்றும் ஆரோக்கியம் பற்றிய பொதுவான தவறான கருத்துக்களைப் பற்றி விவாதிக்கிறது. இந்த தவறான கருத்துக்களைத் தகர்ப்பதன் மூலம், ஆரோக்கியமான வாழ்க்கை முறையை மேற்கொள்வதற்கான தகவல்களைப் பெற மக்களுக்கு உதவ முடியும்.

தவறான கருத்து 1: "அனைத்து பதப்படுத்தப்பட்ட உணவுகளும் ஆரோக்கியமற்றவை."

பதப்படுத்தப்பட்ட உணவுகள் பெரும்பாலும் சர்க்கரை, கொழுப்பு மற்றும் உப்பு ஆகியவற்றில் அதிகமாக இருக்கும். இருப்பினும், அனைத்து பதப்படுத்தப்பட்ட உணவுகளும் ஆரோக்கியமற்றவை அல்ல. சில பதப்படுத்தப்பட்ட உணவுகள், எடுத்துக்காட்டாக,

பழச்சாறுகள், தானியங்கள் மற்றும் சில பால் பொருட்கள், ஆரோக்கியமான தேர்வாக இருக்கலாம்.

பதப்படுத்தப்பட்ட உணவுகளைத் தேர்ந்தெடுக்கும்போது, உள்ளடக்கங்களைக் கவனமாகப் படிக்கவும். கூடுதல் சர்க்கரை, கொழுப்பு மற்றும் உப்பு ஆகியவற்றில் குறைந்த உணவுகளைத் தேர்ந்தெடுக்கவும்.

தவறான கருத்து 2: "உணவின் அளவைக் குறைப்பது உடல் எடையைக் குறைக்க சிறந்த வழி."

உணவின் அளவைக் குறைப்பது உடல் எடையைக் குறைக்க ஒரு முக்கியமான காரணியாகும். இருப்பினும், ஆரோக்கியமான உணவுகளை உண்ணுவது உடல் எடையைக் குறைக்க உதவும் மற்றொரு முக்கிய காரணியாகும்.

உடல் எடையைக் குறைக்க, நீங்கள் உண்ணும் கலோரிகளின் அளவைக் குறைக்க வேண்டும். இருப்பினும், நீங்கள் உண்ணும் கலோரிகளின் அளவைக் குறைப்பதன் மூலம் மட்டுமே உடல் எடையைக் குறைக்க முடியாது. நீங்கள் ஆரோக்கியமான உணவுகளை உண்ணும்போது, உங்கள் உடல் ஆரோக்கியமாகவும் செயல்படக்கூடியதாகவும் இருக்கும்.

தவறான கருத்து 3: "உணவில் சர்க்கரை சேர்க்காதது ஆரோக்கியமானது."

சர்க்கரை சேர்க்கப்படாத உணவுகள் சர்க்கரை சேர்க்கப்படாத உணவுகளை விட ஆரோக்கியமானவை என்று சிலர் நம்புகிறார்கள். இருப்பினும், இது உண்மை இல்லை.

சர்க்கரை சேர்க்கப்படாத உணவுகளில் இயற்கையாகவே சர்க்கரை இருக்கலாம். எடுத்துக்காட்டாக, பழங்கள், காய்கறிகள் மற்றும் பால் பொருட்கள் இயற்கையாகவே சர்க்கரையைக் கொண்டிருக்கின்றன.

உணவில் சர்க்கரை சேர்க்கப்படாதது ஆரோக்கியமானது என்று கருதுவதற்கு முன், உணவில் உள்ள மொத்த சர்க்கரை அளவைக் கருத்தில் கொள்வது முக்கியம்.

தவறான கருத்து 4: "உடற்பயிற்சி இல்லாமல் உடல் எடையைக் குறைக்க முடியும்."

உடற்பயிற்சி இல்லாமல் உடல் எடையைக் குறைக்க முடியும். இருப்பினும், உடற்பயிற்சி உடல் எடையைக் குறைக்க உதவும் சிறந்த வழியாகும்.

உடற்பயிற்சி உடலின் கலோரி எரிப்பை அதிகரிக்கிறது. இது உடல் எடையைக் குறைக்க

உதவுகிறது. மேலும், உடற்பயிற்சி தசைகளை உருவாக்கவும், உடல் ஆரோக்கியத்தை மேம்படுத்தவும் உதவுகிறது.

தவறான கருத்து 5: "உடல் எடையைக் குறைப்பது எளிதானது."

உடல் எடையைக் குறைப்பது கடினமானதாக இருக்கலாம். இது பொறுமை மற்றும் கடின உழைப்பை எடுக்கும்.

Chapter 3: Move Your Body: Physical Activity for a Healthy Life

அத்தியாயம் 3: உடலை அசைவு: ஆரோக்கியமான வாழ்வுக்கான உடற்பயிற்சி

அனைவருக்கும் உடற்பயிற்சி: உங்களுக்கு பிடித்த செயல்களைக் கண்டறிதல், உடற்பயிற்சி அன்றாட வழக்கத்தை உருவாக்குதல்

முன்னுரை

உடற்பயிற்சி என்பது ஆரோக்கியமான வாழ்க்கை முறையின் ஒரு முக்கிய அங்கமாகும். இது உடல் எடையைக் குறைக்க, இதய ஆரோக்கியத்தை மேம்படுத்த, மன ஆரோக்கியத்தை மேம்படுத்த மற்றும் பொதுவான ஆரோக்கியத்தை மேம்படுத்த உதவுகிறது.

எல்லோரும் உடற்பயிற்சி செய்ய முடியும். இருப்பினும், சிலருக்கு உடற்பயிற்சி தொடங்குவது கடினமாக இருக்கலாம். உங்களுக்கு பிடித்த செயல்களைக் கண்டறிவதும், உங்கள் விருப்பங்களுக்கு ஏற்ற உடற்பயிற்சி அன்றாட வழக்கத்தை உருவாக்குவதும் உதவியாக இருக்கும்.

உங்களுக்கு பிடித்த செயல்களைக் கண்டறிதல்

உங்களுக்கு பிடித்த செயல்களைக் கண்டறிவது உங்கள் உடற்பயிற்சி அன்றாட வழக்கத்தைத் தொடங்குவதற்கான சிறந்த வழியாகும். நீங்கள் விரும்பும் செயல்களைச் செய்வது உங்களுக்கு மகிழ்ச்சியைத் தரும், மேலும் நீங்கள் தொடர்ந்து செய்ய வாய்ப்புகள் அதிகம்.

உங்களுக்கு பிடித்த செயல்களைக் கண்டறிய, பின்வரும் கேள்விகளைக் கேளுங்கள்:

- நான் எதைச் செய்வதில் மகிழ்ச்சியடைகிறேன்?
- நான் எதில் நல்லவன்?
- நான் எதைச் செய்வதில் சவாலாக இருக்கிறேன்?

உங்கள் பதில்கள் உங்களுக்கு பிடித்த செயல்களைக் கண்டறிய உதவும்.

உதாரணமாக, நீங்கள் இயற்கையில் இருப்பதை விரும்பினால், நடைப்பயிற்சி, சைக்கிள் ஓட்டுதல் அல்லது நீச்சல் போன்ற செயல்களை நீங்கள் முயற்சி செய்யலாம். நீங்கள் இசைக்கு ஆர்வமாக இருந்தால், நடனம் அல்லது பாடல் போன்ற செயல்களை நீங்கள் முயற்சி செய்யலாம். நீங்கள் சமூகமாக இருப்பதை விரும்பினால், குழு

உடற்பயிற்சி வகுப்புகள் அல்லது விளையாட்டுகளில் பங்கேற்கலாம்.

உங்கள் விருப்பங்களுக்கு ஏற்ற உடற்பயிற்சி அன்றாட வழக்கத்தை உருவாக்குதல்

உங்களுக்கு பிடித்த செயல்களைக் கண்டறிந்த பிறகு, உங்கள் விருப்பங்களுக்கு ஏற்ற உடற்பயிற்சி அன்றாட வழக்கத்தை உருவாக்கலாம்.

உடற்பயிற்சி அன்றாட வழக்கத்தை உருவாக்கும்போது, பின்வரும் காரணிகளைக் கருத்தில் கொள்ளுங்கள்:

- உங்கள் உடற்பயிற்சி திறன்
- உங்கள் இலக்குகள்
- உங்கள் நேரம் மற்றும் வசதிகள்

நீங்கள் ஒரு புதியவர் என்றால், படிப்படியாக உங்கள் உடற்பயிற்சி அளவை அதிகரிக்கவும். நீங்கள் உடல் எடையைக் குறைக்க விரும்பினால், அதிக தீவிரமான உடற்பயிற்சி தேவைப்படலாம். நீங்கள் நேரம் அல்லது வசதி இல்லாதவராக இருந்தால், குறைந்த நேரம் அல்லது வீட்டிலேயே செய்யக்கூடிய உடற்பயிற்சிகளை நீங்கள் தேர்வு செய்யலாம்.

உடற்பயிற்சி அன்றாட வழக்கத்தை உருவாக்கும் சில உதவிக்குறிப்புகள் இங்கே:

- ஒரு இலக்கை அமைக்கவும். நீங்கள் எவ்வளவு நேரம் அல்லது தீவிரத்துடன் உடற்பயிற்சி செய்ய விரும்புகிறீர்கள் என்பதைத் தீர்மானிக்கவும்.

- உங்கள் இலக்கை அடைவதற்கு ஒரு திட்டத்தை உருவாக்கவும். வாரத்திற்கு எத்தனை முறை உடற்பயிற்சி செய்ய விரும்புகிறீர்கள் என்பதை தீர்மானிக்கவும். ஒவ்வொரு உடற்பயிற்சியும் எவ்வளவு நேரம் நீடிக்க வேண்டும் என்பதை தீர்மானிக்கவும்.

- உங்கள் திட்டத்தைப் பின்பற்றவும். உங்கள் உடற்பயிற்சி அன்றாட வழக்கத்தைத் தொடங்க கடினமாக இருக்கலாம், ஆனால் தொடர்ந்து முயற்சி செய்யுங்கள்.

முடிவுரை

உடற்பயிற்சி என்பது ஆரோக்கியமான வாழ்க்கை முறையின் ஒரு முக்கிய அங்கமாகும். அனைவருக்கும் உடற்பயிற்சி செய்ய முடியும்.

உடற்பயிற்சியின் நன்மைகள்: மேம்பட்ட உடல்நலம், மனத்தெளிவு, ஆற்றல் நிலைகள்

உடல்நலம்

உடற்பயிற்சி என்பது ஆரோக்கியமான வாழ்க்கை முறையின் ஒரு முக்கிய அங்கமாகும். இது உடல் எடையைக் குறைக்க, இதய ஆரோக்கியத்தை மேம்படுத்த, மன ஆரோக்கியத்தை மேம்படுத்த மற்றும் பொதுவான ஆரோக்கியத்தை மேம்படுத்த உதவுகிறது.

உடல் எடையைக் குறைப்பதில் உடற்பயிற்சி முக்கிய பங்கு வகிக்கிறது. வாரத்திற்கு குறைந்தது 150 நிமிடங்கள் மிதமான-தீவிர உடற்பயிற்சி அல்லது 75 நிமிடங்கள் தீவிர உடற்பயிற்சி செய்வதன் மூலம், நீங்கள் எடை இழக்கலாம் அல்லது உங்கள் எடையை பராமரிக்கலாம்.

உடற்பயிற்சி இதய ஆரோக்கியத்தை மேம்படுத்தவும் உதவுகிறது. இது இரத்த அழுத்தத்தைக் குறைக்க, கொழுப்பின் அளவைக் குறைக்க மற்றும் இதய நோய்க்கான ஆபத்தை குறைக்க உதவுகிறது.

மன ஆரோக்கியத்தை மேம்படுத்தவும் உடற்பயிற்சி உதவுகிறது. இது மன

அழுத்தத்தைக் குறைக்க, பதற்றத்தைக் குறைக்க மற்றும் மனநிலையைத் தூண்ட உதவுகிறது.

பொதுவான ஆரோக்கியத்தை மேம்படுத்தவும் உடற்பயிற்சி உதவுகிறது. இது ஆற்றல் அளவை அதிகரிக்க, தசைகளை வலுப்படுத்த, எலும்புகளை வலுப்படுத்த மற்றும் சீரான நிலையில் வைத்திருக்க உதவுகிறது.

மன ஆரோக்கியம்

உடற்பயிற்சி மன ஆரோக்கியத்தை மேம்படுத்தவும் உதவுகிறது. இது மன அழுத்தத்தைக் குறைக்க, பதற்றத்தைக் குறைக்க மற்றும் மனநிலையைத் தூண்ட உதவுகிறது.

மன அழுத்தம் என்பது நம் வாழ்வில் அன்றாட நிகழ்வுகளால் ஏற்படும் இயல்பான உணர்ச்சி ஆகும். இருப்பினும், நீடித்த மன அழுத்தம் உடல்நலப் பிரச்சினைகளுக்கு வழிவகுக்கும். உடற்பயிற்சி மன அழுத்தத்தைக் குறைக்க உதவுகிறது, ஏனெனில் இது உடலில் எண்டார்ஃபின்கள் என்ற மகிழ்ச்சியூட்டும் ஹார்மோன்களை வெளியிடுகிறது.

பதட்டம் என்பது அச்சம் அல்லது பதட்டத்தின் உணர்வு ஆகும். இது உடல் மற்றும் மன ஆரோக்கியத்திற்கு தீங்கு விளைவிக்கும். உடற்பயிற்சி பதட்டத்தைக் குறைக்க உதவுகிறது,

ஏனெனில் இது உடலில் கார்டிசோல் என்ற மன அழுத்த ஹார்மோனின் அளவைக் குறைக்கிறது.

மனநிலை என்பது நம் வாழ்க்கையைப் பற்றிய நம் பொதுவான உணர்வு ஆகும். நல்ல மனநிலையில் இருப்பது நம் வாழ்க்கையின் அனைத்து அம்சங்களிலும் நன்றாக செயல்பட உதவுகிறது. உடற்பயிற்சி மனநிலையை மேம்படுத்த உதவுகிறது, ஏனெனில் இது உடலில் செரோட்டோனின் என்ற மகிழ்ச்சியூட்டும் ஹார்மோனின் அளவை அதிகரிக்கிறது.

ஆற்றல் நிலைகள்

உடற்பயிற்சி ஆற்றல் அளவை அதிகரிக்க உதவுகிறது. இது தசைகளை வலுப்படுத்துவதன் மூலம் மற்றும் உடலின் ஆற்றலைப் பயன்படுத்தும் திறனை மேம்படுத்துவதன் மூலம் இதை செய்கிறது.

ஆற்றல் அளவு குறைவது என்பது நாம் நம் நாளைச் செயல்பட முடியாத அளவுக்கு சோர்வாக உணரும் உணர்வு ஆகும். இது உடல்நலப் பிரச்சினைகள், மன அழுத்தம் அல்லது தூக்கமின்மை போன்ற பல்வேறு காரணங்களால் ஏற்படலாம். உடற்பயிற்சி ஆற்றல் அளவை அதிகரிக்க உதவுகிறது, ஏனெனில் இது உடலில் கார்டிசோல் என்ற மன அழுத்த ஹார்மோனின் அளவைக் குறைக்கிறது மற்றும் தசைகளை வலுப்படுத்துகிறது.

உடற்பயிற்சி அன்றாட வழக்கத்தை உருவாக்குவதற்கான உதவிக்குறிப்புகள்

உடற்பயிற்சி அன்றாட வழக்கத்தை உருவாக்குவதற்கான சில உதவிக்குறிப்புகள் இங்கே:

- ஒரு இலக்கை அமைக்கவும். நீங்கள் எவ்வளவு நேரம் அல்லது தீவிரத்துடன் உடற்ப

தடைகளை கடந்து: பொதுவான சாக்குகளை எதிர்கொள்வது மற்றும் உந்துதலைக் கண்டறிதல்

முன்னுரை

எல்லோரும் தங்கள் வாழ்க்கையில் தடைகளை எதிர்கொள்கின்றனர். இந்த தடைகள் நம் இலக்குகளை அடைய நம்மை தடுக்கலாம். இருப்பினும், தடைகளை கடக்க முடியும். பொதுவான சாக்குகளை எதிர்கொள்வது மற்றும் உந்துதலைக் கண்டறிவது அவசியம்.

பொதுவான சாக்குகள்

தடைகளை கடக்க தடுக்கும் பொதுவான சாக்குகள் பின்வருமாறு:

- சோர்வு: நம்மை உடல் ரீதியாகவும் மன ரீதியாகவும் சோர்வடையச் செய்யும்போது, நம் இலக்குகளை அடைய முயற்சிப்பது கடினம்.

- பதட்டம்: பதட்டம் நம் செயல்திறனை குறைக்கலாம் மற்றும் நம் இலக்குகளை அடைய நம்மை தடுக்கலாம்.

- மனச்சோர்வு: மனச்சோர்வு நம்முடைய தன்னம்பிக்கையை குறைக்கலாம் மற்றும் நம் இலக்குகளை அடைய நம்மை தடுக்கலாம்.

- பயம்: தோல்வியடையும் பயம் நம்மை நம் இலக்குகளை அடைய முயற்சிக்காமல் இருக்க தடுக்கலாம்.

- வசதி: நம்மை வசதியாக உணர வைக்கும் பழக்கங்களை விட்டுவிடுவது கடினம். இது நம் இலக்குகளை அடைய நம்மை தடுக்கலாம்.

சாக்குகளை எதிர்கொள்வது

பொதுவான சாக்குகளை எதிர்கொள்வது அவசியம். இதை பின்வரும் வழிகளில் செய்யலாம்:

- உங்கள் சாக்குகளை அடையாளம் காணவும்: உங்கள் தடைகளை என்னவென்று முதலில் நீங்கள் புரிந்து கொள்ள வேண்டும். பின்னர், நீங்கள் அவற்றை எவ்வாறு எதிர்கொள்வது என்பதை திட்டமிடலாம்.

- உங்கள் சாக்குகளுக்கு எதிராக வாதிடுங்கள்: உங்கள் சாக்குகள் உண்மையா என்று நீங்கள் சந்தேகித்தால், அவற்றுக்கு எதிராக வாதிட முயற்சிக்கவும். உங்கள் சாக்குகளை எதிர்கொள்ளவும், உங்கள் இலக்குகளை அடைய உங்களைத் தூண்டவும் இது உதவும்.

- உங்கள் இலக்குகளை நினைவூட்டுங்கள்: உங்கள் இலக்குகள் ஏன்

உங்களுக்கு முக்கியம் என்பதை நினைவூட்டுங்கள். இது உங்கள் சாக்குகளை எதிர்கொள்ள உதவும்.

உந்துதலைக் கண்டறிதல்

உந்துதல் என்பது உங்கள் இலக்குகளை அடைய உங்களை முன்னோக்கி நகர்த்த உதவும் சக்தியாகும். உந்துதலைக் கண்டறிய பின்வரும் வழிகளை முயற்சிக்கவும்:

- உங்கள் இலக்குகளைப் பற்றி எழுதுங்கள்: உங்கள் இலக்குகளைப் பற்றி எழுதுவது அவற்றை உங்கள் மனதில் தெளிவாக வைத்திருக்க உதவும். இது உங்களுக்கு உந்துதலைத் தரும்.

- உங்கள் இலக்குகளை அடைய உங்களை ஏன் விரும்புகிறீர்கள் என்பதை கண்டுபிடியுங்கள்: உங்கள் இலக்குகளை அடைய உங்களை ஏன் விரும்புகிறீர்கள் என்பதை கண்டுபிடிப்பது உங்களுக்கு உந்துதலைத் தரும்.

- உங்கள் இலக்குகளை அடைய உங்களுக்கு என்ன தேவை என்பதை தீர்மானிக்கவும்: உங்கள் இலக்குகளை அடைய உங்களுக்கு என்ன தேவை என்பதை தீர்மானிக்கவும். இது உங்களுக்கு உந்துதலைத் தரும்.

முடிவுரை

தடைகளை கடக்க முடியும். பொதுவான சாக்குகளை எதிர்கொள்வது மற்றும் உந்துதலைக் கண்டறிவது அவசியம். இந்த உதவிக்குறிப்புகளைப் பின்பற்றுவதன் மூலம், நீங்கள் உங்கள் இலக்குகளை அடைய உங்கள் தடையில்லை.

வளாகத்தில் உடற்பயிற்சி: வளாக வளங்களைப் பயன்படுத்துதல், உடற்பயிற்சி கிளப்புகளில் சேருதல்

முன்னுரை

வளாகத்தில் உடற்பயிற்சி என்பது ஆரோக்கியமான வாழ்க்கை முறையின் ஒரு முக்கிய அங்கமாகும். இது உடல் எடையைக் குறைக்க, இதய ஆரோக்கியத்தை மேம்படுத்த, மன ஆரோக்கியத்தை மேம்படுத்த மற்றும் பொதுவான ஆரோக்கியத்தை மேம்படுத்த உதவுகிறது.

வளாகத்தில் உடற்பயிற்சி செய்ய பல வழிமுறைகள் உள்ளன. நீங்கள் வீட்டில் உள்ள யோகா mat அல்லது பயிற்சி வீடியோக்கள் போன்ற வளாக வளங்களைப் பயன்படுத்தலாம். அல்லது, நீங்கள் உடற்பயிற்சி கிளப்பில் சேர்ந்து பயிற்சியாளரின் வழிகாட்டுதலின் கீழ் பயிற்சி செய்யலாம்.

வளாக வளங்களைப் பயன்படுத்துதல்

வளாக வளங்களைப் பயன்படுத்தி உடற்பயிற்சி செய்வது ஒரு சிறந்த வழியாகும். இது உங்களுக்கு எளிதானது மற்றும் மலிவுது.

வளாக வளங்களில் பின்வருவன அடங்கும்:

- யோகா mat: யோகா செய்வதற்கு ஒரு யோகா mat அவசியம்.

- பயிற்சி வீடியோக்கள்: பயிற்சி வீடியோக்கள் உங்களுக்கு வீட்டில் பயிற்சி செய்ய உதவும்.

- வீட்டு உபகரணங்கள்: சில வளாகங்களில் வீட்டு உபகரணங்கள் கிடைக்கும். இவை உங்களுக்கு உடற்பயிற்சி செய்ய உதவும்.

வளாக வளங்களைப் பயன்படுத்தி உடற்பயிற்சி செய்வதற்கான உதவிக்குறிப்புகள்:

- உங்கள் இலக்குகளை அமைக்கவும்: நீங்கள் என்ன அடைய விரும்புகிறீர்கள் என்பதை அறிந்து கொள்ளுங்கள். உங்கள் இலக்குகளுக்கு ஏற்ற உடற்பயிற்சி திட்டத்தை உருவாக்க இது உதவும்.

- ஒரு திட்டத்தை உருவாக்கவும்: உங்கள் இலக்குகளை அடைய உங்களுக்கு என்ன செய்ய வேண்டும் என்பதை அறிந்து கொள்ளுங்கள். உங்கள் திட்டத்தை பின்பற்றவும்.

- முன்னேற்றத்தை கண்காணிக்கவும்: உங்கள் முன்னேற்றத்தை கண்காணிப்பது உங்களை உற்சாகப்படுத்தவும், உங்கள் இலக்குகளை அடைய உதவவும் உதவும்.

உடற்பயிற்சி கிளப்புகளில் சேருதல்

உடற்பயிற்சி கிளப்புகளில் சேருதல் என்பது உடற்பயிற்சி செய்ய ஒரு சிறந்த வழியாகும். இது உங்களுக்கு பயிற்சியாளரின் வழிகாட்டுதலை வழங்குகிறது, இது உங்கள் உடற்பயிற்சி திட்டத்தை உருவாக்கவும், உங்களை உற்சாகப்படுத்தவும் உதவும்.

உடற்பயிற்சி கிளப்புகளில் பின்வருவன அடங்கும்:

- பயிற்சியாளர்கள்: பயிற்சியாளர்கள் உங்களுக்கு உடற்பயிற்சி செய்ய உதவுவார்கள்.

- உபகரணங்கள்: உடற்பயிற்சி கிளப்புகளில் பல்வேறு வகையான உபகரணங்கள் கிடைக்கும்.

- குழு உடற்பயிற்சி வகுப்புகள்: குழு உடற்பயிற்சி வகுப்புகளில் பயிற்சி செய்வது உங்களை உற்சாகப்படுத்தவும், உங்கள் இலக்குகளை அடைய உதவவும் உதவும்.

உடற்பயிற்சி கிளப்புகளில் சேருவதற்கான உதவிக்குறிப்புகள்:

- உங்கள் தேவைகளைப் பகுப்பாய்வு செய்யவும்: உங்களுக்கு என்ன தேவை என்பதை அறிந்து கொள்ளுங்கள். உங்கள் தேவைகளுக்கு ஏற்ற உடற்பயிற்சி கிளப்பைத் தேர்ந்தெடுக்க இது உதவும்.

- விமர்சனங்களைப் படிக்கவும்: விமர்சனங்களைப் படிப்பதன் மூலம், உங்களுக்கு ஏற்ற உடற்பயிற்சி கிளப்பைப் பற்றி அறிந்து கொள்ளலாம்.
- ஒரு முயற்சி செய்யுங்கள்: ஒரு முயற்சி செய்து, உங்களுக்கு பிடித்த உடற்பயிற்சி கிளப்பை நீங்கள் கண்டுபிடிக்கலாம்.

முடிவுரை

வளாகத்தில் உடற்பயிற்சி செய்வது ஆரோக்கியமான வாழ்க்கை முறையின் ஒரு முக்கிய அங்கமாகும். வளாக வளங்களைப் பயன்படுத்துவது அல்லது உடற்பயிற்சி கிளப்பில் சேருவது உங்களுக்கு ஏற்ற வழியாகும்.

விளையாட்டு மற்றும் போட்டி: போட்டி உணர்வை ஆரோக்கியமான பழக்கவழக்கங்களுடன் இணைத்தல்

முன்னுரை

விளையாட்டு மற்றும் போட்டி என்பது மனித வரலாற்றின் ஒரு பகுதியாகும். அவை பொழுதுபோக்கு, போட்டி மற்றும் சமூகமயமாக்கலின் வடிவங்களாக பயன்படுத்தப்படுகின்றன.

போட்டி என்பது ஒரு சவாலாகக் கருதப்படலாம், இது நம்மை நம் திறன்களை மேம்படுத்தவும், எங்கள் இலக்குகளை அடையவும் தூண்டுகிறது. இருப்பினும், போட்டி சில சமயங்களில் நம்மை ஆரோக்கியமற்ற பழக்கவழக்கங்களுக்கு தள்ளலாம்.

போட்டி உணர்வை ஆரோக்கியமான பழக்கவழக்கங்களுடன் இணைப்பது

போட்டி உணர்வை ஆரோக்கியமான பழக்கவழக்கங்களுடன் இணைக்க பல வழிகள் உள்ளன.

- உங்கள் இலக்குகளை அமைக்கவும்: நீங்கள் என்ன அடைய விரும்புகிறீர்கள் என்பதை அறிந்து கொள்ளுங்கள். உங்கள் இலக்குகள்

சவாலாக இருந்தாலும், அவை அடையக்கூடியதாக இருக்க வேண்டும்.

- ஒரு திட்டத்தை உருவாக்கவும்: உங்கள் இலக்குகளை அடைய உங்களுக்கு என்ன செய்ய வேண்டும் என்பதை அறிந்து கொள்ளுங்கள். உங்கள் திட்டத்தை பின்பற்றவும்.

- உங்கள் முன்னேற்றத்தை கண்காணிக்கவும்: உங்கள் முன்னேற்றத்தை கண்காணிப்பது உங்களை உற்சாகப்படுத்தவும், உங்கள் இலக்குகளை அடைய உதவவும் உதவும்.

உதாரணமாக, நீங்கள் விளையாட்டுகளில் சிறந்து விளங்க விரும்பினால், ஆரோக்கியமான உணவு மற்றும் போதுமான தூக்கம் போன்ற ஆரோக்கியமான வாழ்க்கை முறை பழக்கவழக்கங்களை மேற்கொள்வது அவசியம். இந்த பழக்கவழக்கங்கள் உங்கள் உடல்நலத்தை மேம்படுத்தவும், உங்கள் செயல்திறனை மேம்படுத்தவும் உதவும்.

போட்டி உணர்வை ஆரோக்கியமற்ற பழக்கவழக்கங்களுடன் இணைக்காமல் தவிர்ப்பது

போட்டி உணர்வை ஆரோக்கியமற்ற பழக்கவழக்கங்களுடன் இணைக்காமல்

தவிர்ப்பது முக்கியம். இதில் பின்வருவன அடங்கும்:

- உங்கள் உடல்நலத்தை முன்னுரிமை கொடுங்கள்: உங்கள் உடல்நலம் உங்கள் இலக்குகளை அடைய முக்கியம். உங்கள் உடல்நலத்தைப் பாதுகாக்க, ஆரோக்கியமான உணவு மற்றும் போதுமான தூக்கம் போன்ற ஆரோக்கியமான வாழ்க்கை முறை பழக்கவழக்கங்களைப் பின்பற்றவும்.

- உங்கள் இலக்குகளைப் பற்றிய உங்கள் பார்வையை பராமரிக்கவும்: உங்கள் இலக்குகள் முக்கியமானவை என்பதை நினைவில் கொள்ளுங்கள். உங்கள் இலக்குகளை அடைய உங்கள் முழு முயற்சியையும் கொடுங்கள், ஆனால் நீங்கள் தோல்வியுற்றால், உங்களைத் தாழ்த்திக் கொள்ளாதீர்கள்.

- உங்கள் போட்டியாளர்களைப் பற்றி மரியாதை காட்டுங்கள்: உங்கள் போட்டியாளர்கள் உங்கள் இலக்குகளை அடைய முயற்சிக்கிறார்கள் என்பதை நினைவில் கொள்ளுங்கள். அவர்களைப் பற்றி மரியாதை காட்டுங்கள் மற்றும் அவர்களுடன் நேர்மறையான போட்டி உணர்வை வளர்த்துக் கொள்ளுங்கள்.

முடிவுரை

போட்டி என்பது ஒரு சக்திவாய்ந்த சக்தியாகும், அதை நன்மைக்காக அல்லது தீமைக்காகப் பயன்படுத்தலாம். போட்டி உணர்வை ஆரோக்கியமான பழக்கவழக்கங்களுடன் இணைப்பதன் மூலம், நீங்கள் உங்கள் இலக்குகளை அடையலாம் மற்றும் உங்கள் ஆரோக்கியத்தை மேம்படுத்தலாம்.

Chapter 4: Sleep for Success: Rest and Recharge for Peak Performance

அத்தியாயம் 4: வெற்றிக்கான தூக்கம்: சிறந்த செயல்திறனுக்கான ஓய்வு மற்றும் மீள்நிரப்பு

தூக்கத்தின் சக்தி: தூக்க சுழற்சிகளைப் புரிதல், அறிவாற்றல் செயல்பாட்டிற்கு முக்கியத்துவம்

முன்னுரை

தூக்கம் என்பது மனித உடல் மற்றும் மனம் செயல்பட அவசியமான ஒரு முக்கிய பகுதியாகும். இது உடல் மற்றும் மன ஆரோக்கியத்தை மேம்படுத்தவும், அறிவாற்றல் செயல்பாட்டை மேம்படுத்தவும் உதவுகிறது.

தூக்கத்தின் இரண்டு முக்கிய சுழற்சிகள் உள்ளன: REM தூக்கம் மற்றும் NREM தூக்கம்.

REM தூக்கம் என்பது கனவுகள் ஏற்படும் தூக்கத்தின் ஒரு நிலையாகும். இந்த தூக்கத்தின் போது, உங்கள் உடல் நகரும் தசைகள் தளர்வடைகின்றன, ஆனால் உங்கள் மூளை விழித்திருக்கின்றது. REM தூக்கம் நினைவகம்,

கற்றல் மற்றும் சிந்தனை ஆகியவற்றிற்கு முக்கியமானது.

NREM தூக்கம் என்பது REM தூக்கத்தைத் தவிர மற்ற அனைத்து தூக்க நிலைகளையும் உள்ளடக்கியது. NREM தூக்கம் உடல் ஓய்வு மற்றும் வளர்ச்சிக்கு முக்கியமானது.

தூக்கத்தின் அறிவாற்றல் செயல்பாட்டிற்கு முக்கியத்துவம்

தூக்கம் அறிவாற்றல் செயல்பாட்டை மேம்படுத்த பல வழிகளில் உதவுகிறது.

- நினைவகம்: தூக்கம் புதிய தகவல்களை நினைவில் கொள்வதற்கும், நீண்ட காலமாக தகவல்களைப் பதிவு செய்வதற்கும் அவசியம்.
- கற்றல்: தூக்கம் புதிய திறன்களைக் கற்றுக்கொள்வதற்கும், கற்றல்களை உறுதிப்படுத்துவதற்கும் அவசியம்.
- சிந்தனை: தூக்கம் சிக்கலான சிக்கல்களைத் தீர்ப்பதற்கும், புதிய கருத்துக்களை உருவாக்குவதற்கும் அவசியம்.
- கவனம்: தூக்கம் கவனம் செலுத்துவதற்கும், தகவல்களைப் பகுப்பாய்வு செய்வதற்கும் அவசியம்.

தூக்கமின்மை என்பது அறிவாற்றல் செயல்பாட்டின் செயல்திறனை பாதிக்கும் ஒரு பொதுவான பிரச்சினையாகும். தூக்கமின்மை உள்ளவர்கள் கவனம் செலுத்துவது, புதிய தகவல்களைக் கற்றுக்கொள்வது மற்றும் சிக்கலான சிக்கல்களைத் தீர்ப்பது கடினமாக இருக்கும்.

தூக்கத்தை மேம்படுத்துவதற்கான உதவிக்குறிப்புகள்

தூக்கத்தை மேம்படுத்துவதற்கான சில உதவிக்குறிப்புகள் இங்கே:

- ஒரு நிலையான தூக்க நேரத்தைப் பின்பற்றவும்: ஒவ்வொரு இரவும் ஒரே நேரத்தில் படுக்கச் செல்லவும், ஒரே நேரத்தில் எழுந்து வரவும்.

- தூங்கும் சூழலை அமைதியானதாகவும் இருட்டாகவும் வைத்திருத்தல்: உங்கள் படுக்கையறையை அமைதியானதாகவும் இருட்டாகவும் வைத்திருத்தல், உங்கள் தூக்கத்தை மேம்படுத்த உதவும்.

- முழுமையான இரவு உணவைத் தவிர்க்கவும்: படுக்கைக்குச் செல்வதற்கு முன்பு நிறைய சாப்பிடுவது தூக்கத்தைப் பாதிக்கும்.

- காஃபின் மற்றும் ஆல்கஹால் தவிர்க்கவும்: காஃபின் மற்றும் ஆல்கஹால் இரண்டும் தூக்கத்தைப் பாதிக்கும்.
- தூங்கும் முன் அமைதியான செயல்களைச் செய்யுங்கள்: படுக்கைக்குச் செல்வதற்கு முன்பு அமைதியான செயல்களைச் செய்வது, உங்கள் மனதை அமைதிப்படுத்த உதவும்.

தூக்கம் என்பது மனித உடல் மற்றும் மன ஆரோக்கியத்திற்கு அவசியமான ஒரு முக்கிய பகுதியாகும். போதுமான தூக்கத்தைப் பெறுவது உங்கள் அறிவாற்றல் செயல்பாட்டை மேம்படுத்தவும், உங்கள் ஆரோக்கியத்தை மேம்படுத்தவும் உதவும்.

தூக்க வழக்கத்தை உருவாக்குதல்: ஆரோக்கியமான தூக்கப் பழக்கங்களை உருவாக்குதல், தொழில்நுட்பப் பயன்பாட்டைக் கட்டுப்படுத்துதல்

முன்னுரை

தூக்கம் என்பது மனித உடல் மற்றும் மன ஆரோக்கியத்திற்கு அவசியமான ஒரு முக்கிய பகுதியாகும். போதுமான தூக்கத்தைப் பெறுவது உங்கள் அறிவாற்றல் செயல்பாட்டை மேம்படுத்தவும், உங்கள் ஆரோக்கியத்தை மேம்படுத்தவும் உதவும்.

தூக்க வழக்கத்தை உருவாக்குவது என்பது போதுமான தூக்கத்தைப் பெறுவதற்கும், உங்கள் தூக்கத்தின் தரத்தை மேம்படுத்துவதற்கும் உதவும் ஒரு செயல்முறையாகும். இது ஆரோக்கியமான தூக்கப் பழக்கங்களை உருவாக்குதல் மற்றும் தொழில்நுட்பப் பயன்பாட்டைக் கட்டுப்படுத்துவதை உள்ளடக்கியது.

ஆரோக்கியமான தூக்கப் பழக்கங்கள்

ஆரோக்கியமான தூக்கப் பழக்கங்கள் உங்கள் தூக்கத்தை மேம்படுத்த உதவும். இதில் பின்வருவன அடங்கும்:

- ஒரு நிலையான தூக்க நேரத்தைப் பின்பற்றவும்: ஒவ்வொரு இரவும் ஒரே நேரத்தில் படுக்கச் செல்லவும், ஒரே நேரத்தில் எழுந்து வரவும். இது உங்கள் உடலை ஒரு குறிப்பிட்ட தூக்க சுழற்சியை உருவாக்க உதவும்.

- தூங்கும் சூழலை அமைதியானதாகவும் இருட்டாகவும் வைத்திருத்தல்: உங்கள் படுக்கையறை அமைதியானதாகவும் இருட்டாகவும் வைத்திருத்தல், உங்கள் தூக்கத்தை மேம்படுத்த உதவும். காற்றோட்டம் மற்றும் குளிர்ந்த வெப்பநிலை இருப்பதை உறுதிப்படுத்தவும்.

- முழுமையான இரவு உணவைத் தவிர்க்கவும்: படுக்கைக்குச் செல்வதற்கு முன்பு நிறைய சாப்பிடுவது தூக்கத்தைப் பாதிக்கும். படுக்கைக்குச் செல்வதற்கு முன்பு குறைந்தது இரண்டு மணி நேரம் சாப்பிடுவதைத் தவிர்க்கவும்.

- காஃபின் மற்றும் ஆல்கஹால் தவிர்க்கவும்: காஃபின் மற்றும் ஆல்கஹால் இரண்டும் தூக்கத்தைப் பாதிக்கும். படுக்கைக்குச் செல்வதற்கு குறைந்தது ஆறு மணி நேரத்திற்கு முன்பு காஃபின் மற்றும் ஆல்கஹால் உட்கொள்வதைத் தவிர்க்கவும்.

- தூங்கும் முன் அமைதியான செயல்களைச் செய்யுங்கள்: படுக்கைக்குச் செல்வதற்கு முன்பு அமைதியான செயல்களைச் செய்வது, உங்கள் மனதை அமைதிப்படுத்த உதவும். புத்தகம் படிப்பது, யோகா செய்வது அல்லது வெதுவெதுப்பான குளியல் செய்வது போன்ற செயல்களை முயற்சிக்கவும்.

தொழில்நுட்பப் பயன்பாட்டைக் கட்டுப்படுத்துதல்

தொழில்நுட்பப் பயன்பாடு தூக்கத்தைப் பாதிக்கும். படுக்கைக்குச் செல்வதற்கு முன்பு தொலைக்காட்சி பார்ப்பது, தொலைபேசியில் விளையாடுவது அல்லது கணினியில் வேலை செய்வது உங்கள் தூக்கத்தைத் தடுக்கலாம்.

படுக்கைக்குச் செல்வதற்கு குறைந்தது ஒரு மணி நேரத்திற்கு முன்பு தொழில்நுட்பப் பயன்பாட்டைக் கட்டுப்படுத்த முயற்சிக்கவும். உங்கள் தொலைபேசியை அமைதியான முறையில் அமைக்கவும் அல்லது படுக்கையறைக்கு வெளியே வைத்திருங்கள்.

தூக்க பிரச்சனைகளை சமாளித்தல்: பொதுவான தூக்க பிரச்சனைகளை அடையாளம் கண்டு சமாளித்தல்

முன்னுரை

தூக்கம் என்பது மனித உடல் மற்றும் மன ஆரோக்கியத்திற்கு அவசியமான ஒரு முக்கிய பகுதியாகும். போதுமான தூக்கத்தைப் பெறாதது தூக்கமின்மை, மன அழுத்தம், எரிச்சல், மற்றும் செரிமான பிரச்சனைகள் போன்ற பல்வேறு பிரச்சனைகளுக்கு வழிவகுக்கும்.

தூக்க பிரச்சனைகள் பொதுவானவை. அமெரிக்காவில், 50 மில்லியனுக்கும் அதிகமான பெரியவர்கள் தூக்கமின்மை இருப்பதாக மதிப்பிடப்பட்டுள்ளது.

தூக்க பிரச்சனைகளைப் பொறுப்புடன் சமாளிப்பது முக்கியம். இதில் பொதுவான தூக்க பிரச்சனைகளை அடையாளம் கண்டு, அவற்றைச் சமாளிக்க சில நடவடிக்கைகளை எடுப்பது ஆகியவை அடங்கும்.

பொதுவான தூக்க பிரச்சனைகள்

பொதுவான தூக்க பிரச்சனைகளில் பின்வருவன அடங்கும்:

- தூக்கமின்மை: தூங்க கடினமாக இருப்பது அல்லது இரவில் பலமுறை எழுவது தூக்கமின்மையின் அறிகுறிகளாகும்.

- கனவுக் காட்சிகள்: பயங்கரமான கனவுகள் அல்லது கனவுகள் உங்களைத் தொந்தரவு செய்வது கனவுக் காட்சிகளின் அறிகுறிகளாகும்.

- நாள்பட்ட தூக்கமின்மை: தூங்க கடினமாக இருப்பது அல்லது இரவில் பலமுறை எழுவது பல வாரங்கள் அல்லது மாதங்களாக நீடித்தால், அது நாள்பட்ட தூக்கமின்மையாகக் கருதப்படுகிறது.

- நாட்பட்ட நாள்பட்ட சோர்வு நோய் (CFS): அதிகப்படியான தூக்கமும், சோர்வும், மனநிலை மாற்றங்களும் CFS இன் அறிகுறிகளாகும்.

- சுழற்சி தூக்கமின்மை: விமானத்தில் பயணம் செய்தபின் அல்லது வேறு நேர மண்டலத்திற்கு பயணம் செய்தபின் ஏற்படும் தூக்கமின்மை சுழற்சி தூக்கமின்மையாகும்.

தூக்க பிரச்சனைகளை சமாளிக்க சில நடவடிக்கைகள்

தூக்க பிரச்சனைகளை சமாளிக்க பின்வரும் நடவடிக்கைகளை எடுக்கலாம்:

- ஆரோக்கியமான தூக்கப் பழக்கங்களைப் பின்பற்றவும்: ஒரு நிலையான தூக்க நேரத்தைப் பின்பற்றவும், தூங்கும் சூழலை அமைதியானதாகவும் இருட்டாகவும் வைத்திருத்தவும், காஃபின் மற்றும் ஆல்கஹால் உட்கொள்வதைத் தவிர்க்கவும்.

- தூங்கும் முன் அமைதியான செயல்களைச் செய்யவும்: புத்தகம் படிப்பது, யோகா செய்வது அல்லது வெதுவெதுப்பான குளியல் செய்வது போன்ற செயல்களை முயற்சிக்கவும்.

- தூங்கும் சூழலை மேம்படுத்தவும்: படுக்கையறை அமைதியானதாகவும் இருட்டாகவும் வைத்திருத்தவும், காற்றோட்டம் மற்றும் குளிர்ந்த வெப்பநிலை இருப்பதை உறுதிப்படுத்தவும்.

- உங்கள் மருத்துவருடன் பேசுங்கள்: நீங்கள் தூக்க பிரச்சனைகளால் பாதிக்கப்பட்டிருந்தால், உங்கள் மருத்துவருடன் பேசுங்கள். அவர்கள் உங்கள் தூக்க பிரச்சனைகளுக்கு காரணம் என்ன என்பதை தீர்மானிக்க உதவலாம் மற்றும் அதற்கான சிகிச்சையைப் பரிந்துரைக்கலாம்.

தூக்க பிரச்சனைகளைப் பொறுப்புடன் சமாளிப்பது முக்கியம். இதில் பொதுவான தூக்க பிரச்சனைகளை அடையாளம் கண்டு,

அவற்றைச் சமாளிக்க சில நடவடிக்கைகளை எடுப்பது ஆகியவை அடங்கும்.

முடிவுரை

தூக்கம் என்பது மனித உடல் மற்றும் மன ஆரோக்கியத்திற்கு அவசியமான ஒரு முக்கிய பகுதியாகும். போதுமான தூக்கத்தைப் பெறுவதற்கு நீங்கள் சிரமப்பட்டால், உங்கள் தூக்க பிரச்சனைகளைப் பொறுப்புடன் சமாளிப்பது முக்கியம்.

தூக்கக் குறுக்குவழிகள் மற்றும் ஆற்றல் இடைவெளிகள்: குறுகிய தூக்கங்களைப் பயன்படுத்தி ஆற்றலையும் கவனத்தையும் அதிகரித்தல்

முன்னுரை

தூக்கம் என்பது மனித உடல் மற்றும் மன ஆரோக்கியத்திற்கு அவசியமான ஒரு முக்கிய பகுதியாகும். போதுமான தூக்கம் பெறாதது தூக்கமின்மை, மன அழுத்தம், எரிச்சல், மற்றும் செரிமான பிரச்சனைகள் போன்ற பல்வேறு பிரச்சனைகளுக்கு வழிவகுக்கும்.

நம் வாழ்க்கை முறைகள் மாறி வருகின்றன. நம்மில் பலர் நீண்ட நேரம் வேலை செய்கிறோம், குறைந்த நேரம் தூங்குகிறோம். இந்த நிலைமைகளில், தூக்கக் குறுக்குவழிகள் மற்றும் ஆற்றல் இடைவெளிகள் போன்ற தூக்கத்தை மேம்படுத்தும் முறைகள் அவசியமாகி வருகின்றன.

தூக்கக் குறுக்குவழிகள்

தூக்கக் குறுக்குவழிகள் என்பது குறுகிய நேர தூக்கங்களைப் பயன்படுத்தி ஆற்றல் மற்றும் கவனத்தை அதிகரிக்கும் ஒரு நுட்பமாகும். தூக்கக் குறுக்குவழிகள் இரண்டு வகைகளாகப் பிரிக்கப்படுகின்றன:

- பகல் தூக்கம்: பகலில் 15-30 நிமிடங்கள் தூங்குவது பகல் நேர சோர்வை போக்க உதவும்.
- நைட் நேப்: இரவில் தூங்கும் முன் 30-60 நிமிடங்கள் தூங்குவது இரவில் தூக்கத்தை மேம்படுத்த உதவும்.

தூக்கக் குறுக்குவழிகள் எவ்வாறு செயல்படுகின்றன?

தூக்கக் குறுக்குவழிகள் REM தூக்கத்தை மேம்படுத்துவதன் மூலம் செயல்படுகின்றன. REM தூக்கம் என்பது கனவுகள் ஏற்படும் தூக்கத்தின் ஒரு நிலையாகும். REM தூக்கம் மன செயல்பாடுகளை மேம்படுத்த உதவுகிறது.

தூக்கக் குறுக்குவழிகளின் நன்மைகள்

தூக்கக் குறுக்குவழிகள் பின்வரும் நன்மைகளை வழங்கும்:

- ஆற்றல் அதிகரிப்பு: தூக்கக் குறுக்குவழிகள் சோர்வைக் குறைக்கவும், ஆற்றலை அதிகரிக்கவும் உதவும்.
- கவனம் அதிகரிப்பு: தூக்கக் குறுக்குவழிகள் கவனத்தை மேம்படுத்தவும், செயல்திறனை அதிகரிக்கவும் உதவும்.
- மனநிலை மேம்பாடு: தூக்கக் குறுக்குவழிகள் மனநிலையை

மேம்படுத்தவும், மன அழுத்தத்தைக் குறைக்கவும் உதவும்.

தூக்கக் குறுக்குவழிகளைப் பயன்படுத்துவதற்கான குறிப்புகள்

தூக்கக் குறுக்குவழிகளைப் பயன்படுத்துவதற்கான சில குறிப்புகள் இங்கே:

- ஒரு அமைதியான, இருட்டான இடத்தில் தூங்குங்கள்.
- உங்கள் தலையணையை அளவானதாக வைத்துக் கொள்ளுங்கள்.
- உங்கள் அறையை குளிர்ந்த வெப்பநிலையில் வைத்திருங்கள்.
- தூங்குவதற்கு முன் காஃபின் மற்றும் ஆல்கஹால் உட்கொள்வதைத் தவிர்க்கவும்.

ஆற்றல் இடைவெளிகள்

ஆற்றல் இடைவெளிகள் என்பது சில நிமிடங்கள் கண்களை மூடி, அமைதியாக இருக்கும் ஒரு நுட்பமாகும். ஆற்றல் இடைவெளிகள் தூக்கக் குறுக்குவழிகளைப் போன்ற நன்மைகளை வழங்குகின்றன.

ஆற்றல் இடைவெளிகளை எவ்வாறு செய்வது?

ஆற்றல் இடைவெளிகளைச் செய்ய பின்வரும் படிகளைப் பின்பற்றவும்:

1. அமைதியான, இருட்டான இடத்தில் அமருங்கள்.
2. உங்கள் கண்களை மூடுங்கள்.
3. உங்கள் மூச்சில் கவனம் செலுத்துங்கள்.
4. உங்கள் உடல் மற்றும் மனதை அமைதிப்படுத்த முயற்சிக்கவும்.
5. 5-10 நிமிடங்கள் இப்படியே இருங்கள்.

முடிவுரை

தூக்கக் குறுக்குவழிகள் மற்றும் ஆற்றல் இடைவெளிகள் போன்ற தூக்கத்தை மேம்படுத்தும் முறைகள், நம் வாழ்க்கை முறை மாற்றங்களுக்கு ஏற்ப மாறுவதற்கு உதவும்.

தூக்கம் மற்றும் படிப்புப் பழக்கவழக்கங்கள்: கல்வி வெற்றிக்காக தூக்கத்தை சிறப்பிடுதல்

முன்னுரை

தூக்கம் என்பது மனித உடல் மற்றும் மன ஆரோக்கியத்திற்கு அவசியமான ஒரு முக்கிய பகுதியாகும். போதுமான தூக்கம் பெறாதது தூக்கமின்மை, மன அழுத்தம், எரிச்சல், மற்றும் செரிமான பிரச்சனைகள் போன்ற பல்வேறு பிரச்சனைகளுக்கு வழிவகுக்கும்.

கற்றல் மற்றும் நினைவகத்திற்கு தூக்கம் அவசியம். தூக்கத்தின் போது, உங்கள் மூளை புதிய தகவல்களைச் செயலாக்குகிறது மற்றும் நினைவில் கொள்கிறது. போதுமான தூக்கம் பெறாதவர்கள் கவனம் செலுத்துவது, புதிய தகவல்களைக் கற்றுக்கொள்வது மற்றும் நினைவில் கொள்வது கடினம்.

கல்வி வெற்றிக்காக தூக்கம் முக்கியமானது. போதுமான தூக்கம் பெறாத மாணவர்கள் பின்வரும் பிரச்சனைகளை எதிர்கொள்ளலாம்:

- கவனம் செலுத்துவதில் சிரமம்
- புதிய தகவல்களைக் கற்றுக்கொள்வதில் சிரமம்
- நினைவில் கொள்வதில் சிரமம்
- கற்றல் செயல்முறையில் குறைந்த ஈடுபாடு

தூக்கம் மற்றும் படிப்புப் பழக்கவழக்கங்கள்

கல்வி வெற்றிக்காக தூக்கத்தை மேம்படுத்த, மாணவர்கள் பின்வரும் பழக்கவழக்கங்களைப் பின்பற்றலாம்:

- ஒரு நிலையான தூக்க நேரத்தைப் பின்பற்றவும்: ஒவ்வொரு இரவும் ஒரே நேரத்தில் படுக்கச் செல்லவும், ஒரே நேரத்தில் எழுந்து வரவும். இது உங்கள் உடலை ஒரு குறிப்பிட்ட தூக்க சுழற்சியை உருவாக்க உதவும்.

- தூங்கும் சூழலை அமைதியானதாகவும் இருட்டாகவும் வைத்திருத்தல்: உங்கள் படுக்கையறை அமைதியானதாகவும் இருட்டாகவும் வைத்திருத்தல், உங்கள் தூக்கத்தை மேம்படுத்த உதவும். காற்றோட்டம் மற்றும் குளிர்ந்த வெப்பநிலை இருப்பதை உறுதிப்படுத்தவும்.

- தூங்கும் முன் காஃபின் மற்றும் ஆல்கஹால் உட்கொள்வதைத் தவிர்க்கவும்: காஃபின் மற்றும் ஆல்கஹால் இரண்டும் தூக்கத்தைப் பாதிக்கும். படுக்கைக்குச் செல்வதற்கு குறைந்தது ஆறு மணி நேரத்திற்கு முன்பு காஃபின் மற்றும் ஆல்கஹால் உட்கொள்வதைத் தவிர்க்கவும்.

- தூங்கும் முன் அமைதியான செயல்களைச் செய்யவும்: படுக்கைக்குச் செல்வதற்கு முன்பு அமைதியான செயல்களைச்

செய்வது, உங்கள் மனதை அமைதிப்படுத்த உதவும். புத்தகம் படிப்பது, யோகா செய்வது அல்லது வெதுவெதுப்பான குளியல் செய்வது போன்ற செயல்களை முயற்சிக்கவும்.

தூக்கத்தை மேம்படுத்த சில குறிப்புகள்

தூக்கத்தை மேம்படுத்த சில கூடுதல் குறிப்புகள் இங்கே:

- தினமும் உடற்பயிற்சி செய்யுங்கள்: தினமும் 30 நிமிடங்கள் உடற்பயிற்சி செய்வது தூக்கத்தை மேம்படுத்த உதவும். இருப்பினும், படுக்கைக்குச் செல்வதற்கு குறைந்தது இரண்டு மணி நேரத்திற்கு முன்பு உடற்பயிற்சி செய்வது நல்லது.

- உங்கள் படுக்கையறையில் தொழில்நுட்பப் பயன்பாட்டைக் கட்டுப்படுத்துங்கள்: படுக்கைக்குச் செல்வதற்கு முன்பு தொலைக்காட்சி பார்ப்பது, தொலைபேசியில் விளையாடுவது அல்லது கணினியில் வேலை செய்வது உங்கள் தூக்கத்தைத் தடுக்கலாம்.

- போதுமான ஈரப்பதத்தை பராமரிக்கவும்: உங்கள் படுக்கையறை ஈரப்பதமாக இருப்பது தூக்கத்தை

மேம்படுத்த உதவும். உங்கள் படுக்கையறையில் ஈரப்பதம் 50-60% இல் இருப்பதை உறுதிப்படுத்தவும்.

முடிவுரை

தூக்கம் என்பது கல்வி வெற்றிக்கான ஒரு முக்கிய அம்சமாகும். போதுமான தூக்கம் பெறுவதன் மூலம், மாணவர்கள் கவனம் செலுத்துவது, புதிய தகவல்களைக் கற்றுக்கொள்வது மற்றும் நினைவில் கொள்வது எளிதாக இருக்கும்.

Chapter 5: Time Management Masters: Balancing Studies and Well-being

அத்தியாயம் 5: நேர மேலாண்மை நிபுணர்கள்: படிப்பையும் நலவாழ்வையும் சமநிலைப்படுத்துதல்

முன்னுரிமை மற்றும் திட்டமிடல்: இலக்குகளை நிர்ணயித்தல், கால அட்டவணைகளை உருவாக்குதல், நேரத்தை திறமையாக நிர்வகித்தல்

முன்னுரை

முன்னுரிமை மற்றும் திட்டமிடல் என்பது நம் வாழ்க்கையில் வெற்றிபெறுவதற்கு அவசியமான இரண்டு திறன்கள். நம் இலக்குகளை நிறைவேற்றவும், நம் நேரத்தை திறமையாக நிர்வகிக்கவும், முன்னுரிமைகள் மற்றும் திட்டமிடல் நம்மை வழிநடத்தும்.

இலக்குகளை நிர்ணயித்தல்

முன்னுரிமைகளை அமைக்க, முதலில் நம் இலக்குகளைத் தெளிவாக வரையறுக்க வேண்டும். நம் இலக்குகள் என்ன? அவற்றை எவ்வாறு அடையப் போகிறோம்?

இலக்குகளை நிர்ணயிக்கும்போது பின்வரும் கேள்விகளைக் கேட்கலாம்:

- நான் என்னை எங்கே பார்க்க விரும்புகிறேன்?
- நான் என்னை அடைய விரும்புகிறேன்?
- எனது இலக்குகள் என்னை எவ்வாறு மகிழ்விக்கும்?
- எனது இலக்குகள் என்னை எவ்வாறு சவால் செய்கின்றன?

இலக்குகளை நிர்ணயிக்கும்போது, அவை குறிப்பிட்ட, அளவிடக்கூடிய, அடையக்கூடிய, பொருத்தமான மற்றும் காலக்கெடுவுடையவை என்பதை உறுதிப்படுத்திக் கொள்ள வேண்டும்.

கால அட்டவணைகளை உருவாக்குதல்

இலக்குகளை நிர்ணயித்த பிறகு, அவற்றை அடைய ஒரு திட்டத்தை உருவாக்க வேண்டும். ஒரு கால அட்டவணை உருவாக்குவதன் மூலம், நம் நேரத்தை எவ்வாறு செலவிடுகிறோம் என்பதை கண்காணிக்கவும், நம் இலக்குகளை அடைய தேவையான பணிகளை சரியாக முடிக்கவும் முடியும்.

கால அட்டவணைகளை உருவாக்கும்போது பின்வரும் விஷயங்களைக் கருத்தில் கொள்ள வேண்டும்:

- உங்கள் இலக்குகள் என்ன?
- அவற்றை அடைய என்ன பணிகள் செய்யப்பட வேண்டும்?
- ஒவ்வொரு பணிக்கும் எவ்வளவு நேரம் தேவைப்படும்?
- பணிகளை எந்த வரிசையில் முடிக்க வேண்டும்?

நேரத்தை திறமையாக நிர்வகித்தல்

முன்னுரிமைகள் மற்றும் திட்டமிடல் ஆகியவற்றை அடிப்படையாகக் கொண்டு, நம் நேரத்தை திறமையாக நிர்வகிக்க முடியும். நம் நேரத்தை கவனமாக செலவிடுவதன் மூலம், நம் இலக்குகளை எளிதாக அடைய முடியும்.

நேரத்தை திறமையாக நிர்வகிக்க பின்வரும் குறிப்புகளைப் பின்பற்றலாம்:

- உங்கள் முன்னுரிமைகளை அமைக்கவும்.
- ஒரு கால அட்டவணை உருவாக்கவும்.
- திறம்பட தகவல்தொடர்பு கொள்ளவும்.
- தொடர்புகளை நிர்வகிக்கவும்.
- கவனச்சிதறல்களைத் தவிர்க்கவும்.
- ஒரு சீரான பணிமுறையை உருவாக்கவும்.
- நேரத்தை மீட்டெடுக்கவும்.

முடிவுரை

முன்னுரிமைகள் மற்றும் திட்டமிடல் ஆகியவை நம் வாழ்க்கையில் வெற்றிபெறுவதற்கு அவசியமான இரண்டு திறன்கள். இந்த திறன்களை மேம்படுத்துவதன் மூலம், நம் இலக்குகளை அடையவும், நம் நேரத்தை திறமையாக நிர்வகிக்கவும் முடியும்.

முன்னுரிமைகளை அமைக்க சில குறிப்புகள்

- உங்கள் இலக்குகளைத் துல்லியமாக வரையறுக்கவும்.
- உங்கள் இலக்குகளை அடைய தேவையான பணிகளை பட்டியலிடவும்.
- ஒவ்வொரு பணியையும் அதன் முக்கியத்துவம் மற்றும் அவசியத்தின் அடிப்படையில் மதிப்பிடவும்.
- உயர்ந்த முக்கியத்துவம் மற்றும் அவசியம் கொண்ட பணிகளுக்கு முதன்மை கொடுக்கவும்.

மறுப்புக் கூறுதல்: சுமை மற்றும் மன அழுத்தத்தைத் தவிர்க்க உறுதிப்பாடுகளை மறுப்பது

முன்னுரை

மறுப்புக் கூறுதல் என்பது ஒரு திறன் ஆகும், இது உங்கள் நேரம், ஆற்றல் மற்றும் கவனம் ஆகியவற்றை பாதுகாக்க உதவுகிறது. மறுப்புக் கூறுதல் என்பது எல்லாவற்றையும் செய்வதற்கான அழைப்பை ஏற்றுக்கொள்வதில்லை. இது உங்கள் வரம்புகள் மற்றும் தேவைகளைப் பற்றி தெளிவாக இருப்பது மற்றும் அவற்றை மற்றவர்களுக்குத் தெரியப்படுத்துவது.

மறுப்புக் கூறுதல் ஏன் முக்கியம்?

மறுப்புக் கூறுதல் முக்கியமானது, ஏனெனில் இது பின்வரும் நன்மைகளை வழங்குகிறது:

- சுமை குறைதல்: மறுப்புக் கூறுதல் என்பது உங்கள் நேரத்தை மேலும் கட்டுப்படுத்த உதவுகிறது, இது உங்கள் சுமை குறைக்க உதவும்.
- மன அழுத்தத்தைக் குறைத்தல்: மறுப்புக் கூறுதல் என்பது உங்கள் மன அழுத்தத்தைக் குறைக்க உதவும். ஏனென்றால், நீங்கள் செய்ய முடியாததை ஏற்றுக்கொள்வதன்

மூலம், நீங்கள் தவறாக உணர வேண்டியதில்லை.

- உங்கள் முக்கியத்துவங்களைப் பின்பற்ற உதவுகிறது: மறுப்புக் கூறுதல் என்பது உங்கள் முக்கியத்துவங்களைப் பின்பற்ற உதவுகிறது. ஏனென்றால், நீங்கள் உங்கள் நேரத்தையும் ஆற்றலையும் உங்களுக்கு மிகவும் முக்கியமான விஷயங்களுக்கு மட்டுமே செலவிடலாம்.

மறுப்புக் கூறுவது எப்படி?

மறுப்புக் கூறுவது எளிதானது அல்ல, ஆனால் அதைப் பயிற்சி செய்வதன் மூலம் எளிதாக்கலாம். மறுப்புக் கூறுவதற்கான சில குறிப்புகள் இங்கே:

- உங்கள் வரம்புகளைப் பற்றி தெளிவாக இருங்கள்: நீங்கள் என்னால் என்ன செய்ய முடியும், என்னால் என்ன செய்ய முடியாது என்பதைப் பற்றி தெளிவாக இருங்கள்.

- நேரத்தை எடுத்துக் கொள்ளுங்கள்: உறுதிப்பாட்டை ஏற்றுக்கொள்வதற்கு முன், உங்கள் நேரம் மற்றும் ஆற்றலை அது எவ்வாறு பாதிக்கும் என்பதை சிந்திக்க நேரம் எடுத்துக் கொள்ளுங்கள்.

- நேர்மையாக இருங்கள்: மற்றவர்களுடன் நேர்மையாக இருங்கள். நீங்கள் முடியாது

என்று சொன்னால், அதற்கு காரணம் சொல்ல பயப்படாதீர்கள்.

மறுப்புக் கூறுவதற்கான சில உதாரணங்கள்

மறுப்புக் கூறுவதற்கான சில உதாரணங்கள் இங்கே:

- **உங்கள் நண்பர் உங்களை ஒரு நிகழ்ச்சியில் சேர அழைக்கிறார், ஆனால் நீங்கள் வேலை செய்ய வேண்டும். "நான் வேலை செய்ய வேண்டும், ஆனால் அடுத்த வாரம் நாம் சேரலாம்" என்று நீங்கள் சொல்லலாம்.

- **உங்கள் முதலாளி உங்களுக்கு ஒரு புதிய திட்டத்தை வழங்குகிறார், ஆனால் அது உங்கள் நேரத்தை மிகவும் அதிகமாக எடுத்துக்கொள்ளும். "இந்த திட்டம் எனக்கு மிகவும் கடினமாக இருக்கும், ஆனால் நான் அதைச் செய்ய முயற்சிப்பேன்" என்று நீங்கள் சொல்லலாம்.

- **உங்கள் குடும்ப உறுப்பினர் உங்களிடம் உதவுமாறு கேட்கிறார், ஆனால் நீங்கள் அதற்கு நேரமில்லாமல் உணர்கிறீர்கள். "நான் இப்போது அதை செய்ய முடியாது, ஆனால் நான் பின்னர் உதவ முயற்சிப்பேன்" என்று நீங்கள் சொல்லலாம்.

மறுப்புக் கூறுவது எப்போது சரியானதல்ல?

மறுப்புக் கூறுவது எப்போதும் சரியானதல்ல. சில நேரங்களில், உங்கள் சொந்த முக்கியத்துவங்களைப் பற்றிய முடிவுகளை எடுப்பது முக்கியம். எடுத்துக்காட்டாக, நீங்கள் ஒரு முக்கியமான திட்டத்தில் பணிபுரிந்து கொண்டிருந்தால், அந்த திட்டத்தை முடிப்பதற்கு நீங்கள் மற்ற உறுதிப்பாடுகளை விட்டுவிடலாம்.

மறுப்புக் கூறுதல் என்பது ஒரு திறன் ஆகும், இது பயிற்சி மூலம் மேம்படுத்தப்படலாம். மறுப்புக் கூறுவதற்கான சில குறிப்புகளைப் பின்பற்றுவதன் மூலம், உங்கள் நேரம், ஆற்றல் மற்றும் மன அழுத்தத்தைப் பாதுகாக்கலாம்.

ஒழுங்குபடுத்தும் திறன்: திறமையான படிப்பு மற்றும் பணி மேலாண்மைக்கான கருவிகள் மற்றும் உத்திகளைப் பயன்படுத்துதல்

முன்னுரை

ஒழுங்குபடுத்தும் திறன் என்பது தங்கள் நேரத்தையும் ஆற்றலையும் திறமையாக நிர்வகிக்கும் திறன் ஆகும். இது பல்வேறு துறைகளிலும் வெற்றிபெறுவதற்கு அவசியமான ஒரு முக்கிய திறன் ஆகும், குறிப்பாக பள்ளி மற்றும் வேலை.

ஒழுங்குபடுத்தும் திறன் ஏன் முக்கியம்?

ஒழுங்குபடுத்தும் திறன் முக்கியமானது, ஏனெனில் இது பின்வரும் நன்மைகளை வழங்குகிறது:

- திறமையான நேர மேலாண்மை: ஒழுங்குபடுத்தும் திறன் உங்களுக்கு உங்கள் நேரத்தை திறம்பட நிர்வகிக்க உதவுகிறது, இது உங்கள் இலக்குகளை அடைய உதவும்.
- குறைந்த மன அழுத்தம்: ஒழுங்குபடுத்தும் திறன் உங்களுக்கு மன அழுத்தத்தைக் குறைக்க உதவுகிறது, ஏனெனில் நீங்கள் உங்கள் கடமைகளைக் கட்டுப்படுத்தலாம் மற்றும் அவற்றை முடிக்க உங்களிடம் நேரம் இருப்பதை அறிந்து கொள்ளலாம்.

- **அதிக உற்பத்தித்திறன்:** ஒழுங்குபடுத்தும் திறன் உங்களுக்கு அதிக உற்பத்தித்திறனைக் கொண்டிருக்க உதவுகிறது, ஏனெனில் நீங்கள் உங்கள் நேரத்தை அதிக பயனுள்ள முறையில் பயன்படுத்தலாம்.

ஒழுங்குபடுத்தும் திறனை மேம்படுத்த கருவிகள் மற்றும் உத்திகள்

ஒழுங்குபடுத்தும் திறனை மேம்படுத்த பல கருவிகள் மற்றும் உத்திகள் உள்ளன. சில பொதுவான கருவிகள் மற்றும் உத்திகள் பின்வருமாறு:

- கால அட்டவணைகள்: கால அட்டவணைகள் உங்கள் நேரத்தைக் கண்காணிக்கவும், உங்கள் கடமைகளைச் சரியான நேரத்தில் முடிக்கவும் உதவும்.
- நினைவூட்டல்கள்: நினைவூட்டல்கள் உங்கள் கடமைகளை மறக்காமல் இருக்க உதவும்.
- பணிப்பட்டியல்கள்: பணிப்பட்டியல்கள் உங்கள் கடமைகளைப் பட்டியலிடவும், அவற்றின் முக்கியத்துவம் மற்றும் முன்னுரிமையை மதிப்பிடவும் உதவும்.
- தகவல்தொடர்பு: உங்கள் எதிர்பார்ப்புகளை மற்றவர்களுடன் தெளிவாகத் தெரிவிப்பதன் மூலம், நீங்கள் அதிக நேரத்தை குழப்பம்

மற்றும் தேவையற்ற அழைப்புகள் ஆகியவற்றிலிருந்து பாதுகாக்க முடியும்.

திறமையான படிப்பு மற்றும் பணி மேலாண்மைக்கான குறிப்புகள்

ஒழுங்குபடுத்தும் திறனை மேம்படுத்துவதன் மூலம், நீங்கள் திறமையான படிப்பு மற்றும் பணி மேலாண்மைக்கான கீழ்க்கண்ட குறிப்புகளைப் பயன்படுத்தலாம்:

- உங்கள் இலக்குகளைத் தெளிவாக வரையறுக்கவும்: நீங்கள் என்னை அடைய விரும்புகிறீர்கள் என்பதற்கான தெளிவான கருத்து உங்களுக்கு இருந்தால், உங்கள் நேரத்தை அதற்கேற்ப ஒதுக்கலாம்.

- உங்கள் முக்கியத்துவங்களைப் பட்டியலிடவும்: உங்கள் முக்கியமான இலக்குகள் மற்றும் கடமைகளைப் பட்டியலிடுவதன் மூலம், அவற்றில் கவனம் செலுத்தலாம்.

- உங்கள் நேரத்தை ஒதுக்கவும்: உங்கள் இலக்குகளை அடைய தேவையான நேரத்தைப் பற்றிய யோசனையைப் பெறுவதற்கு, உங்கள் நேரத்தை ஒதுக்க நேரம் ஒதுக்குங்கள்.

- உங்கள் முன்னேற்றத்தை கண்காணிக்கவும்: உங்கள் இலக்குகளை அடைய உதவும் முறையில் உங்கள்

நேரத்தைப் பயன்படுத்துகிறீர்களா என்பதை உறுதிப்படுத்த, உங்கள் முன்னேற்றத்தை கண்காணிக்க நேரம் ஒதுக்குங்கள்.

முடிவுரை

ஒழுங்குபடுத்தும் திறன் என்பது திறமையான படிப்பு மற்றும் பணி மேலாண்மைக்கான ஒரு முக்கியமான திறன் ஆகும். இந்த கருவிகள் மற்றும் உத்திகளைப் பயன்படுத்தி, நீங்கள் உங்கள் நேரத்தையும் ஆற்றலையும் திறம்பட நிர்வகிக்கலாம் மற்றும் உங்கள் இலக்குகளை அடையலாம்.

கவனச்சிதறல்களைக் கையாண்டு: குறுக்கீடுகளைக் குறைத்து உற்பத்தித்திறனை அதிகரித்தல்

முன்னுரை

கவனச்சிதறல் என்பது நமது கவனத்தை வேறு திசையில் திருப்பும் எந்தவொரு சூழ்நிலையையும் குறிக்கிறது. இது குறுக்கீடுகள், சத்தம், தொலைத்தல், அல்லது வெறுமனே எதையும் செய்யும்போது உங்கள் மனதை எங்காவது வேறு இடத்திற்குச் செலுத்துதல் ஆகியவற்றின் வடிவத்தில் இருக்கலாம்.

கவனச்சிதறல் நமது உற்பத்தித்திறனை பெரிதும் பாதிக்கலாம். இது நமது கவனத்தை குறைக்கிறது, நமது வேலையில் ஈடுபாட்டை குறைக்கிறது, மற்றும் நமது முடிவுகளின் தரம் குறைகிறது.

கவனச்சிதறலைக் கையாண்டால், நாம் நமது உற்பத்தித்திறனை அதிகரிக்கலாம், நமது இலக்குகளை அடையலாம், மற்றும் நமது வாழ்க்கையை மேம்படுத்தலாம்.

கவனச்சிதறல்களைக் கையாண்டு உற்பத்தித்திறனை அதிகரிக்க சில வழிகள்

- உங்கள் முன்னுரிமைகளை அமைக்கவும்: உங்கள் நேரத்தை மிக

முக்கியமான விஷயங்களுக்கு ஒதுக்குங்கள். உங்கள் முக்கியத்துவங்களைப் பற்றி தெளிவாக இருப்பதன் மூலம், குறைந்த முக்கியத்துவம் வாய்ந்த விஷயங்களால் உங்கள் நேரத்தை வீணடிக்காமல் தடுக்கலாம்.

- குறுக்கீடுகளைக் குறைக்கவும்: உங்கள் வேலை செய்யும் இடத்தை அமைதியான மற்றும் குறுக்கீடு இல்லாத இடமாக மாற்றவும். தேவையற்ற அறிவிப்புகளைத் தடுக்கவும், உங்கள் தொலைபேசியை அல்லது பிற தொழில்நுட்ப சாதனங்களை உங்கள் வேலை செய்யும் நேரத்தில் அமைதியாக வைத்திருக்கவும் முயற்சிக்கவும்.

- சிறிது நேரம் ஒதுக்குங்கள்: ஒரு பணிக்கு கவனம் செலுத்துவதற்கு சிறிது நேரம் ஒதுக்குவது முக்கியம். நீங்கள் ஒரு பணிக்கு 20-30 நிமிடங்கள் கவனம் செலுத்த முடியும் என்றால், அது உங்கள் உற்பத்தித்திறனை கணிசமாக அதிகரிக்க உதவும்.

- நீண்ட இடைவெளிகள் எடுத்துக் கொள்ளுங்கள்: நீண்ட நேரம் தொடர்ந்து பணிபுரிவது உங்கள் கவனத்தைக் குறைக்கலாம். 20-30 நிமிடங்களுக்கு ஒவ்வொரு 60 நிமிடங்களுக்கும் ஒரு இடைவெளி எடுத்துக் கொள்வது முக்கியம். இந்த இடைவெளிகளில், உங்கள் உடலை நகர்த்தவும், புதிய காற்றை

சுவாசிக்கவும், அல்லது வேறு ஏதாவது செய்யவும் நேரத்தை ஒதுக்குங்கள்.

- உங்கள் வேலையை சிறிய பகுதிகளாகப் பிரிக்கவும்: ஒரு பெரிய பணியை ஒரு சில சிறிய, மேலாண்மை செய்யக்கூடிய பணிகளாகப் பிரிப்பது அதை மேற்கொள்வதை எளிதாக்கும். ஒவ்வொரு பணிக்கும் கவனம் செலுத்துவதற்கு சிறிது நேரம் ஒதுக்குவது உங்கள் கவனத்தைக் குறைக்க உதவும்.

- உங்கள் வேலையிலிருந்து ஓய்வு எடுக்க கற்றுக்கொள்ளுங்கள்: நீங்கள் ஓய்வு எடுக்க மறுக்கும்போது, உங்கள் கவனம் குறைகிறது மற்றும் உங்கள் உற்பத்தித்திறன் குறைகிறது. தினமும் சில நேரம் உங்கள் வேலையிலிருந்து ஓய்வு எடுக்க நேரத்தை ஒதுக்குவது முக்கியம்.

முடிவுரை

கவனச்சிதறல் ஒரு பொதுவான பிரச்சனையாகும், ஆனால் அதை கையாண்டால், நமது உற்பத்தித்திறனை அதிகரிக்கலாம் மற்றும் நமது வாழ்க்கையை மேம்படுத்தலாம்.

உங்கள் ஓட்டத்தை கண்டறிதல்: சிறந்த கவனத்துக்காக தனிப்பயனாக்கப்பட்ட படிப்பு சூழலை உருவாக்குதல்

முன்னுரை

ஓட்டம் என்பது ஒரு நிலையான, கவனம் செலுத்தும், திறமையான செயல்பாட்டின் நிலையாகும். இது பெரும்பாலும் மகிழ்ச்சி மற்றும் திருப்தி உணர்வுடன் தொடர்புடையது. ஓட்டத்தில் இருப்பது, கடினமான பணிகளை கூட எளிதாக்குகிறது.

படிப்பில், ஓட்டம் என்பது கவனம் செலுத்துவது, புதிய தகவல்களை உறிஞ்சுவது மற்றும் புரிந்துகொள்வது எளிதாக்குகிறது. இது படைப்பாற்றலை ஊக்குவிக்கிறது மற்றும் கற்றல் அனுபவத்தை மேம்படுத்துகிறது.

உங்கள் ஓட்டத்தை கண்டறிவது எப்படி?

உங்கள் ஓட்டத்தைக் கண்டறிய, உங்கள் தனிப்பட்ட சூழ்நிலைகள் மற்றும் தேவைகளைப் பற்றி சிந்திக்க வேண்டும். நீங்கள் எப்போது மிகவும் கவனம் செலுத்த முடியும்? நீங்கள் எந்த வகையான சூழலில் சிறப்பாக செயல்படுகிறீர்கள்? நீங்கள் எந்த வகையான பணிகளை விரும்புகிறீர்கள்?

உங்கள் ஓட்டத்தைக் கண்டறிய சில உதவிக்குறிப்புகள் இங்கே:

- உங்கள் நேரத்தைப் பற்றி சிந்திக்கவும். நீங்கள் எப்போது மிகவும் ஆற்றல் நிறைந்தவராக உணர்கிறீர்கள்? நீங்கள் அதிக கவனம் செலுத்த முடியும்? உங்கள் வேலை செய்யும் நேரத்தை இந்த நேரங்களுடன் பொருத்துங்கள்.

- உங்கள் சூழலைப் பற்றி சிந்திக்கவும். நீங்கள் எந்த வகையான சூழலில் சிறப்பாக செயல்படுகிறீர்கள்? அமைதியான இடத்தில் படிக்க விரும்புகிறீர்களா அல்லது ஓரளவு குழப்பத்தில் படிக்க விரும்புகிறீர்களா? உங்கள் வேலை செய்யும் இடத்தை உங்கள் தேவைகளுக்கு ஏற்ப அமைக்கவும்.

- உங்கள் பணிகளைப் பற்றி சிந்திக்கவும். நீங்கள் எந்த வகையான பணிகளை விரும்புகிறீர்கள்? உங்களுக்கு சவாலான பணிகளை விரும்புகிறீர்களா அல்லது உங்களுக்குப் பிடித்தமான தலைப்புகளில் பணியாற்ற விரும்புகிறீர்களா? உங்கள் பணிகளை உங்கள் ஆர்வங்கள் மற்றும் திறன்களுக்கு ஏற்ப பொருத்துங்கள்.

உங்கள் ஓட்டத்தைக் கண்டறிந்த பிறகு, அதை உங்கள் படிப்பு சூழலைத் தனிப்பயனாக்கப் பயன்படுத்தலாம். உங்கள் நேரம், சூழல் மற்றும் பணிகள் ஆகியவற்றை உங்கள் தேவைகளுக்கு ஏற்ப அமைப்பதன் மூலம், நீங்கள் சிறந்த கவனத்தைப் பெற்று, உங்கள் படிப்பில் வெற்றிபெறலாம்.

உங்கள் ஓட்டத்தை மேம்படுத்த சில உதவிக்குறிப்புகள் இங்கே:

- உங்கள் நேரத்தைப் பற்றி அறிந்து கொள்ளுங்கள். உங்கள் ஆற்றல் நிலைகள் மற்றும் கவனம் செலுத்தும் திறன் எப்படி மாறுகிறது என்பதைக் கண்காணிக்கவும். உங்கள் வேலை செய்யும் நேரத்தை உங்கள் ஆற்றல் நிலைகளுடன் பொருத்துங்கள்.

- உங்கள் சூழலை உங்கள் தேவைகளுக்கு ஏற்ப அமைக்கவும். அமைதியான இடத்தில் படிக்க விரும்பினால், உங்கள் வேலை செய்யும் இடத்தை குறுக்கீடுகள் இல்லாத இடமாக மாற்றவும். உங்களுக்கு சத்தம் தேவைப்பட்டால், உங்கள் வேலை செய்யும் இடத்தை சிறிது குழப்பத்துடன் மாற்றவும்.

- உங்கள் பணிகளை உங்கள் ஆர்வங்கள் மற்றும் திறன்களுக்கு ஏற்ப பொருத்துங்கள். உங்களுக்கு சவாலான பணிகளை விரும்பினால், உங்கள்

பணிகளை உங்கள் திறன்களை மேம்படுத்த உதவும் வகையில் அமைக்கவும். உங்களுக்குப் பிடித்தமான தலைப்புகளில் பணியாற்ற விரும்பினால், உங்கள் பணிகளை உங்கள் ஆர்வங்களைப் பிரதிபலிக்கும் வகையில் அமைக்கவும்.

முடிவுரை

உங்கள் ஓட்டத்தைக் கண்டறிவது மற்றும் அதை உங்கள் படிப்பு சூழலைத் தனிப்பயனாக்கப் பயன்படுத்துவது, சிறந்த கவனம் செலுத்துவதற்கும் உங்கள் படிப்பில் வெற்றிபெறுவதற்கும் ஒரு சக்திவாய்ந்த வழியாகும்.

www.ingramcontent.com/pod-product-compliance
Lightning Source LLC
LaVergne TN
LVHW051954060526
838201LV00059B/3642